Urodinamica e incontinenza urinaria nella pratica clinica

A cura di **Jorge Clavijo Eisele**

Autori: Hugo Badía, Edgardo Castillo, Wilson Chiva, Teresita Couto, Fernando Craviotto, Viviana Dieppa, Carolina Duarte, Edward Eguiluz, Noelia Ferreira, Analía Galván, Lujan Guillén, Levin Martínez, Dominique Mintegui, Virginia Molina, Laura Mouro, Ana Pérez, Ricardo Pou, Tomás Rosenbaum, Martin Varela, Gabriela Waller

Curatore: Dott. Jorge Clavijo Eisele, Fellow of the European Board of Urology (FEBU), Professore Associato di Clinica Urologica presso la Facoltà di Medicina dell'Università della Repubblica (Montevideo, Uruguay) e Consultant Urological Surgeon presso il St Hugh's Hospital (Grimsby, Regno Unito).

Autori invitati
Assistenti infermieri: Teresita Couto, Lujan Guillén, Virginia Molina
Infermieri: Ana Pérez
Medici: Dott.ri: Hugo Badía, Edgardo Castillo, Wilson Chiva, Fernando Craviotto, Viviana Dieppa, Carolina Duarte, Edward Eguiluz, Noelia Ferreira, Analía Galván, Levin Martínez, Dominique Mintegui, Laura Mouro, Ricardo Pou, Tomás Rosenbaum, Martin Varela, Gabriela Waller
Titolo originale: *Urodinamia e Incontinencia Urinaria en la Práctica Clínica: Segunda edición*

Edizione italiana aggiornata a cura di Angelica Deluigi

Traduzione di Angelica Deluigi

RINGRAZIAMENTI

Dedico questo libro a tutto il team di Urodinamica, ai professionisti che trattano i pazienti con incontinenza e disfunzioni della minzione e della pelvi, e ai nostri pazienti.

In memoria del Dottor Washington Fernández Gómez

INTRODUZIONE

Rischi di diventare incontinente. È un rischio che corriamo tutti, anche se godiamo di ottima salute. A seconda delle condizioni di base (limiti fisiologici), per chiunque esiste la possibilità che un fattore scatenante possa provocare un episodio di incontinenza. Episodio che può cambiare la vita, o quanto meno essere motivo di grande imbarazzo. La continenza viene data per scontata, come se fosse garantita per sempre, e quando viene persa la percezione è quella del fallimento della stessa persona incontinente all'interno della società, dato che non riesce più ad essere all'altezza delle aspettative comportamentali. Gli esseri umani faticano ad abituarsi all'incontinenza, si tratta sempre, perlomeno, di una cosa molto fastidiosa. Da un punto di vista evolutivo, inoltre, non è affatto utile lasciare segni che potrebbero essere seguiti dai predatori.

L'incontinenza urinaria (IU) è un sintomo comune che si presenta in diverse malattie, e che colpisce tutti i gruppi di popolazione, tutte le fasce d'età ed entrambi i sessi, anche se è più comune nelle donne rispetto agli uomini. Si tratta di una patologia grave sia a causa della sua frequenza e gravità che per via delle sue connotazioni psicologiche, sociali ed economiche. Una persona su trenta è incontinente. Per donne, anziani, bambini e pazienti neurologici l'incontinenza non è solo un problema medico e sociale oggettivo, ma anche un'importante alterazione psicologica soggettiva, che implica per la persona che ne soffre una limitazione con ripercussioni negative sulle sue attività quotidiane. Può essere necessario cambiare lavoro, la vita sociale subisce delle limitazioni, cambia il modo di vestire, la persona può trovarsi impossibilitata a fare sport o esercizio fisico, e la vita sessuale può venir meno.

Esiste ad oggi una soluzione per l'incontinenza? In molti casi possiamo fornire soluzioni di cura, sia con i farmaci che attraverso soluzioni chirurgiche. Possiamo anche fare affidamento su trattamenti palliativi che permettano ai pazienti di uscire dall'isolamento. È sempre possibile fare qualcosa, indipendentemente dall'età del paziente. I benefici e i rischi degli interventi devono essere discussi in dettaglio, e i trattamenti devono essere adattati alle esigenze individuali di ogni paziente (non il contrario, con pazienti costretti ad adeguarsi ai trattamenti disponibili).

È assolutamente necessario che i pazienti con incontinenza urinaria si rendano corresponsabili del trattamento e che siano proattivi rispetto al processo di cura. Questo si ottiene informando ed educando in merito all'incontinenza urinaria sia il paziente che tutti coloro che sono responsabili della sua salute: assistenti sociali, assistenti infermieri, infermieri, medici e tutti i professionisti coinvolti nella cura della persona incontinente.

Urodinamica e incontinenza urinaria nella pratica clinica

Un'azione vale più di mille parole

CAPITOLO 1: FISIOLOGIA DELLA MINZIONE E CONTINENZA

di Carolina Duarte, Laura Mouro, Edward Eguiluz e Jorge Clavijo

Per capire la fisiologia del ciclo di continenza e minzione è necessario avere una buona comprensione dell'anatomia dell'apparato urinario inferiore (o basso tratto urinario), soprattutto per quanto riguarda la vescica, l'uretra e le relative ghiandole, i muscoli e l'innervazione. I seguenti schemi aiuteranno il lettore in questo senso, e ulteriori informazioni potranno essere reperite su un atlante anatomico.

LA MINZIONE

La minzione è una funzione del tratto urinario inferiore mediante la quale si ottiene lo svuotamento dell'urina quando la vescica ha raggiunto la sua capacità fisiologica e il luogo e le condizioni sociali sono appropriati (Fig. 1).

La normale funzione della vescica comprende due fasi nettamente distinte: la fase di riempimento e la fase di svuotamento della vescica (minzione).

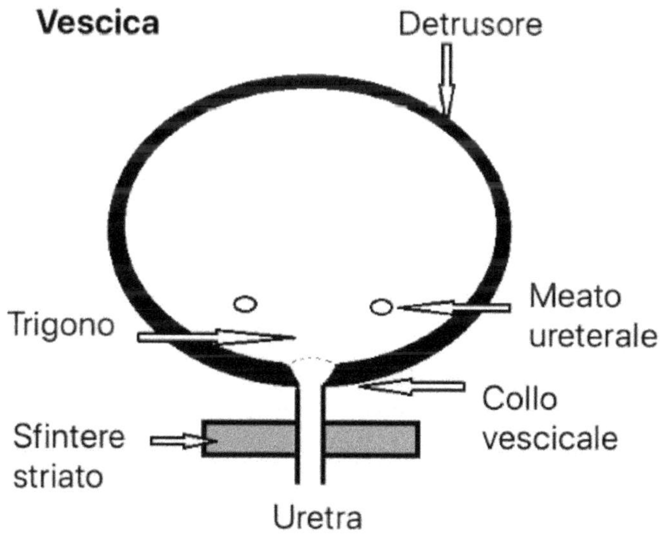

Fig. 1 Apparato urinario inferiore

Perché la minzione possa essere considerata normale in una persona adulta, deve essere:

- Volontaria: si dovrebbe essere in grado di urinare quando si vuole.
- Completa: quando si urina, la vescica urinaria rimane completamente vuota.

- Continua: il flusso urinario normale deve essere continuo, senza interruzioni.
- Accompagnata da sollievo: significa che non può essere sgradevole o dolorosa.
- Possibile da interrompere: può essere interrotta volontariamente se lo si desidera.
- Distanziata: a intervalli di tempo socialmente accettabili, anche se questo sarà condizionato dalla quantità di liquidi assunti.
- Priva di sforzo addominale: deve essere prodotta dal rilassamento dello sfintere e dalla contrazione del detrusore, senza pressione addominale.
- Rinviabile: dovrebbe essere possibile rimandarla fino a quando non si presenti un'opportuna occasione di urinare.

L'incontinenza urinaria è la conseguenza di un'anomalia durante fase di riempimento vescicale, dovuta a cause uretrali o vescicali.

Per capire le cause dell'incontinenza è necessario comprendere come avviene la minzione. Il rilassamento del detrusore (muscolo della parete vescicale) e il tono di riposo dell'uretra (chiusura) sono i responsabili della continenza.

Nella fase di riempimento vescicale, la vescica si rilassa a causa del continuo e graduale aumento del volume di urina che la raggiunge attraverso gli ureteri, e si comporta come uno sferoide elastico, in modo passivo e solitamente automatico. L'uretra tiene contratti i suoi meccanismi di chiusura: il collo vescicale (o sfintere interno), lo sfintere striato (esterno) dell'uretra (fasce periuretrali del muscolo elevatore dell'ano o pubococcigeo) e le fibre elastiche dell'uretra (contrazione passiva) (Fig. 2).

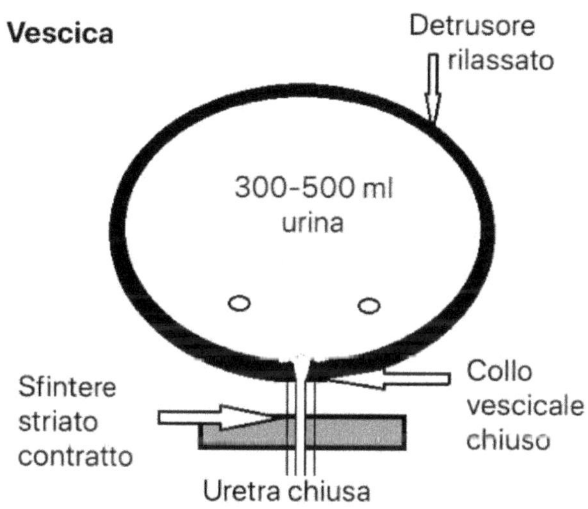

Fig. 2 Fase di riempimento

Nella fase di riempimento vescicale, l'individuo trattiene l'urina per un periodo di tempo che dipende dalla velocità di formazione e di svuotamento dell'urina (diuresi) e dalle circostanze sociali.

La diuresi dipende da fattori individuali come l'assunzione di liquidi, la temperatura ambientale (sudorazione), la frequenza respiratoria e l'esercizio fisico. Allo stesso modo, la capacità vescicale varia a seconda degli individui, e può essere considerata normale quando è compresa tra 350 e 500 ml (leggermente superiore nelle donne). Questa capacità è inferiore nei bambini e varierà in base alla loro età e al loro peso.

Il collo vescicale e lo sfintere striato dell'uretra rimangono chiusi durante la fase di riempimento vescicale, mentre il detrusore si adatta al suo contenuto senza un aumento significativo della pressione all'interno della vescica.

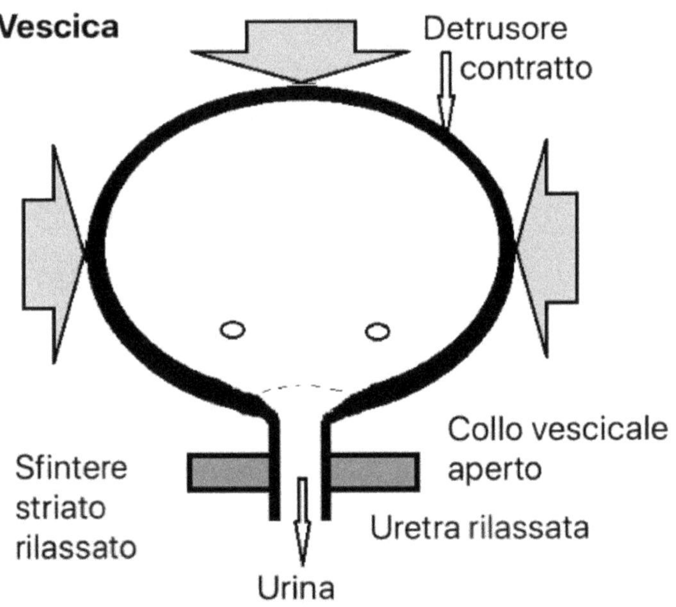

Fig. 3 Fase minzionale

Quando la vescica raggiunge la sua capacità fisiologica e la persona non ha impedimenti fisiologici, psicologici o sociali, è il momento opportuno per la fase di svuotamento vescicale (minzione), in cui lo sfintere striato si rilassa e il detrusore si contrae contemporaneamente al rilassamento del collo vescicale (l'uretra prossimale si apre).

La minzione è un atto volontario, fisiologico e che richiede la coordinazione tra: detrusore, collo vescicale (un'area specifica del detrusore) e sfintere striato. L'uretra rilassata permette il passaggio dell'urina al meato, dove viene espulsa all'esterno grazie alla pressione prodotta dalla contrazione del detrusore (Fig. 3).

CONTROLLO NEUROLOGICO DELLA MINZIONE

Il sistema nervoso è responsabile del controllo della minzione. Come per il resto degli apparati dell'organismo, il sistema nervoso regola il funzionamento – in questo caso – del tratto urinario inferiore. Nel funzionamento del tratto urinario inferiore, la fase di riempimento involontaria e automatica si verifica grazie alla coordinazione del sistema nervoso parasimpatico e del sistema nervoso simpatico. Solo quando c'è la possibilità di perdite di urina, il sistema nervoso somatico volontario entra in azione per contrarre ulteriormente lo sfintere striato, aumentare la resistenza uretrale e prevenire così l'incontinenza. Il sistema nervoso somatico volontario è quello che usiamo quando interrompiamo volontariamente il flusso di urina (azione non fisiologica, si produce solo in risposta a uno stimolo simpatico in una situazione di pericolo durante la minzione).

Il nucleo midollare del sistema nervoso parasimpatico è situato nei metameri sacrali del midollo spinale. Il suo nervo è il nervo pelvico o erettore e ha il compito di innervare il detrusore e quindi di stimolare la sua contrazione (Fig. 4). A livello midollare, il nucleo e il nervo parasimpatico formano un arco riflesso. Possiamo pensare all'arco riflesso come due semicerchi uniti da un interruttore a cui arrivano gli stimoli e da cui partono le risposte; l'interruttore sarebbe il nucleo midollare e i due semicerchi, il nervo (fibre efferenti e afferenti).

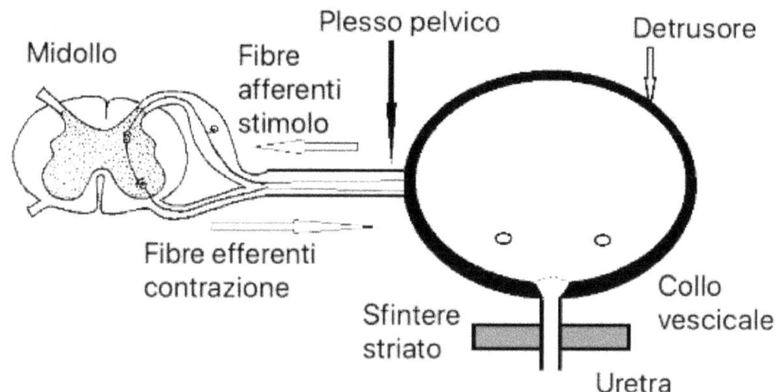

Fig. 4 Parasimpatico

Il nucleo midollare del sistema nervoso simpatico è situato negli ultimi metameri toracici e nei primi metameri lombari. Il suo nervo è il nervo ipogastrico e la sua azione, involontaria, consiste nel controllare l'attività del collo vescicale, mantenendolo chiuso durante la fase di riempimento e rilassando contemporaneamente il detrusore.

Il nucleo midollare del sistema nervoso somatico è situato nel corno anteriore del midollo sacrale (nucleo di Onuf), il suo nervo è il nervo pudendo ed è responsabile del controllo dello sfintere striato dell'uretra e dello sfintere anale (muscolo pubococcigeo o muscolo elevatore dell'ano).

Questi tre nuclei e nervi devono agire in coordinazione tra loro, sia nella fase di riempimento che in quella di minzione, per svolgere una funzione complessivamente corretta, ma su questa incide il controllo volontario esercitato dalla corteccia cerebrale attraverso il suo controllo sul nucleo pontino (mesencefalo).

I nuclei che controllano la minzione sono:

- Nucleo simpatico: il plesso ipogastrico (D10-L3) innerva lo sfintere interno (collo vescicale).
- Nucleo parasimpatico: il plesso pelvico (S2-S3-S4) innerva il detrusore (nucleo di Budge).
- Nucleo somatico: il plesso pudendo (S3-S4) innerva lo sfintere striato (muscolo elevatore dell'ano).

Il detrusore, grazie alle sue fibre elastiche, si assesta (distende) durante la fase di riempimento in cui c'è un aumento progressivo del volume di urina nella vescica, senza che si verifichi un aumento significativo della pressione, motivo per cui la persona non nota alcuna sensazione (stimolo minzionale iniziale) fino a quando non raggiunge la sua capacità fisiologica di distensione. Quando la vescica raggiunge la sua capacità fisiologica funzionale, la sensazione di pienezza della vescica (stimolo/desiderio di urinare) percorre le vie sensoriali del nervo erettore (o pelvico) fino ai metameri S2-S3-S4 del midollo spinale. A questo livello, lo stimolo, penetra attraverso le corna posteriori e si dirige al nucleo parasimpatico (situato nel corno intermedio laterale). Nel nucleo intermedio laterale del midollo sacrale questo stimolo produce una risposta motoria, che parte dalle corna anteriori, e attraverso il nervo pelvico si dirige alla vescica. Giunto alla vescica questo stimolo nervoso fa contrarre il detrusore durante la fase di svuotamento. Il collo vescicale, a causa della disposizione anatomica delle sue fibre, si apre durante la contrazione del detrusore, il che è facilitato dalla sua innervazione simpatica (nervo ipogastrico) che lo rilassa contemporaneamente alla contrazione del detrusore (cessa il tono simpatico di chiusura del collo vescicale). Il detrusore, come tutta la muscolatura liscia, si contrae in modo completo e progressivo, aumentando moderatamente la pressione intravescicale (meno di 40 cm H2O) e svuotando il contenuto della vescica (Fig. 5).

Lo sfintere striato dell'uretra ha fibre muscolari striate ed è controllato dal sistema nervoso centrale attraverso nucleo e nervo pudendi. Lo sfintere ha fibre toniche, che mantengono un tono basale che fa parte del meccanismo di chiusura dell'uretra, e fibre fasiche, che si attivano solo quando c'è la possibilità di perdita di urina. L'attività dello sfintere striato è volontaria (come quella del quadricipite). Quando una piccola quantità di urina si introduce nell'uretra posteriore, le fibre sensitive del nervo pudendo portano l'informazione al suo nucleo situato nel corno anteriore del midollo, da cui partirà lo stimolo per la contrazione dello sfintere (fibre fasiche), per prevenire la perdita indesiderata di urina. Questi tre nuclei e nervi midollari devono agire in modo sincronico e coordinato per mantenere una corretta attività durante le fasi di riempimento e minzione.

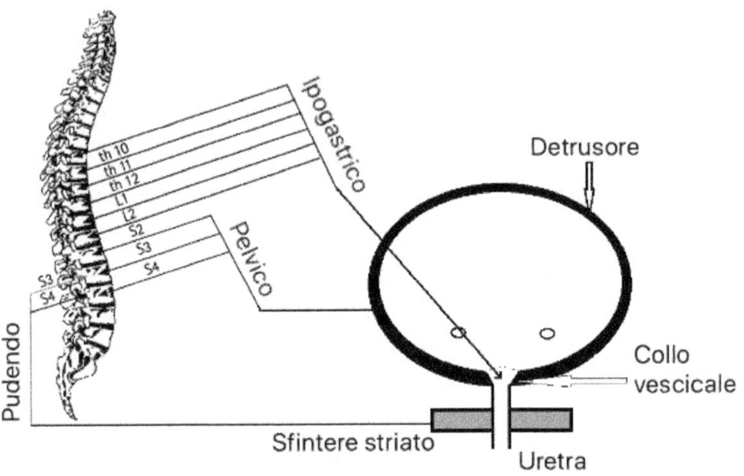

Fig. 5 Nuclei di controllo della minzione

Durante la fase di riempimento (continenza), il sistema simpatico viene attivato, ottenendo così la chiusura del collo vescicale (effetto alfa) e il rilassamento del detrusore (effetto beta); il parasimpatico è inattivo, permettendo il rilassamento del detrusore durante il riempimento. Il nervo pudendo si attiva solo quando la continenza è minacciata (fibre fasiche). Si può dire che il responsabile della continenza sia il sistema simpatico, per la sua azione a livello del collo vescicale e del detrusore; il responsabile della continenza attiva (in caso di urgenza) è il nervo pudendo, per l'azione volontaria e cosciente sullo sfintere striato, quando si verifica una sensazione di minzione imminente.

Durante la minzione si verifica, in primo luogo, il rilassamento dello sfintere striato (fibre toniche), con la diminuzione dell'attività del nervo e del nucleo pudendi, seguiti dall'attivazione parasimpatica (contrazione del detrusore), contemporaneamente al rilassamento simpatico (apertura del collo vescicale). Naturalmente, prima che la vescica si contragga, l'uretra deve essere aperta.

COORDINAZIONE DELLA MINZIONE

Durante la fase di riempimento vescicale, il collo vescicale e lo sfintere striato rimangono chiusi per impedire il deflusso dell'urina attraverso l'uretra. Quando la vescica ha raggiunto la sua capacità fisiologica, prima che il detrusore si contragga, lo sfintere striato si rilassa e il collo vescicale si apre contemporaneamente alla contrazione del detrusore. La coordinazione richiesta dai nuclei midollari affinché la minzione si svolga in modo normale avviene grazie ad un centro, chiamato nucleo pontino (o centro pontino) della minzione, detto anche nucleo di coordinazione della minzione (nucleo di Barrington) (Fig. 6).

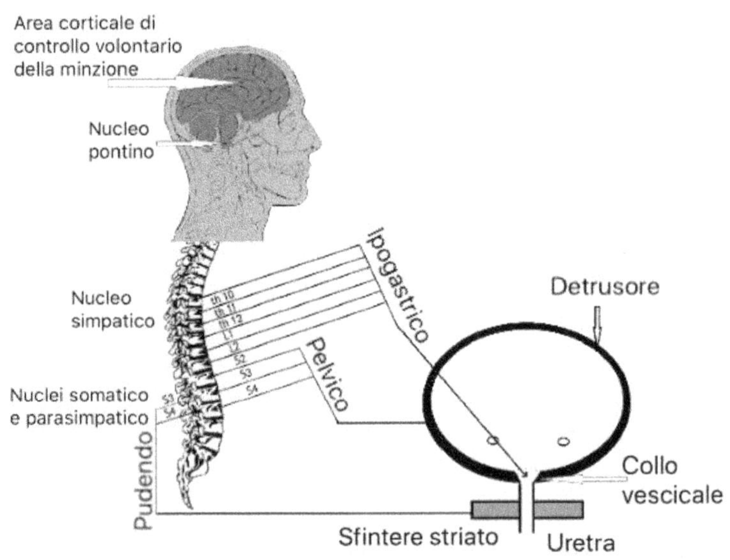

Fig. 6 Aree deputate al coordinamento della minzione

Questo coordinamento impedirà ai nuclei midollari della minzione di agire come centri indipendenti. Se ciò accadesse, si verificherebbe la contrazione del detrusore con gli sfinteri chiusi, provocando una situazione di minzione ostruita o, al contrario, gli sfinteri potrebbero rilassarsi durante la fase di riempimento senza contrazione del detrusore, provocando incontinenza. Affinché possa avvenire questa coordinazione, è necessario che tutte le strutture nervose responsabili della continenza e della minzione siano integrate. La sincronia si realizza grazie alla regolazione (attivazione o inibizione) dei nuclei simpatico, parasimpatico e pudendo da parte del nucleo pontino situato nel mesencefalo. È necessaria, per un corretto funzionamento, non solo l'integrità dei nervi e dei nuclei, ma anche l'integrità delle vie midollari (all'interno del midollo spinale) che collegano questi nuclei (Fig. 7).

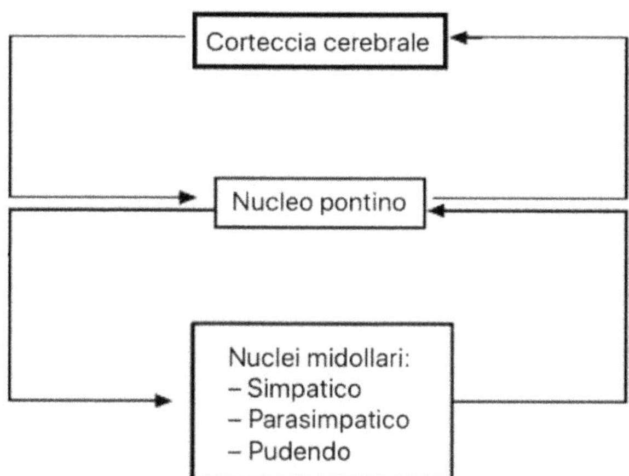

Fig. 7 Livelli di controllo della minzione

Il nucleo pontino informa la corteccia cerebrale del riempimento della vescica e il bisogno di urinare è controllato (rinviato) dall'inibizione del riflesso della minzione fino a quando l'atto della minzione può avere luogo in modo opportuno. Così, quando le circostanze non sono adatte, di fronte al desiderio di urinare, possiamo impedire volontariamente il riflesso della minzione. Questo si ottiene per mezzo di stimoli generati nella corteccia prefrontale che raggiungono il nucleo pontino, che inibisce i nuclei midollari impedendo la minzione riflessa (Fig. 8).

Corteccia cerebrale ↓ Controllo volontario Nucleo pontino ↓ Coordinazione	Corpi vertebrali	Metameri midollari	Innervazione	Effettori
Nucleo simpatico	D7-D10	D10-L3	Plesso ipogastrico	Collo vescicale
Nucleo parasimpatico	D12-L1	S2-S3-S4	Plesso pelvico	Detrusore

Fig. 8. Controllo volontario della minzione

La continenza è la capacità di una persona di rimandare la minzione fino al momento in cui può svuotare la vescica nel luogo e nel momento appropriati.

MECCANISMI DI CONTINENZA

Per mantenere la continenza, la muscolatura liscia del detrusore deve adattarsi a un volume significativo di urina. Lo sfintere interno (collo vescicale) impedisce la perdita di urina. Se si esercita una pressione supplementare sulla vescica, lo sfintere striato e la muscolatura striata del pavimento pelvico aiutano a mantenere la continenza (aumentano ulteriormente la resistenza uretrale). Durante la fase di riempimento, la pressione nell'uretra è molto più alta di quella della vescica, quindi l'urina rimane all'interno della vescica. Durante la minzione la pressione nell'uretra diminuisce a causa del rilassamento dei muscoli sfinteri. Il detrusore si contrae e inizia la minzione, perché a quel punto la pressione della vescica è maggiore della pressione di chiusura uretrale (PCU). L'incontinenza si verifica quando la pressione all'interno della vescica è superiore alla pressione nell'uretra, ossia quando la PCU è negativa.

In sintesi:

- PCU = Pressione uretrale (PU) – Pressione intravescicale (PVes)
- Pressione intravescicale (PVes) > Pressione uretrale (PU) = minzione o incontinenza
- Pressione uretrale (PU) > Pressione intravescicale (PVes) = riempimento o ritenzione

La presenza di prolasso (distopie genitali) e di alterazioni della muscolatura pelvica nelle donne fa sì che i muscoli e le fasce pelviche non siano in grado di prevenire l'incontinenza durante lo sforzo (il tono e la contrazione fasica non sono efficienti). Il prolasso vescicale (cistocele) e uretrale (uretrocele) ubicano gli organi colpiti al di fuori dell'area in cui si verifica una maggiore pressione di chiusura uretrale in grado di mantenere la continenza. Le cause dei prolassi sono varie (e dibattute), ma si tratta di un problema curabile e in molti casi prevenibile. Il prolasso provoca un'alterazione anatomica che deve essere corretta insieme o preferibilmente prima dell'incontinenza. È praticamente impossibile ottenere un funzionamento normale con un'anatomia anormale.

Negli uomini, il danno allo sfintere striato e alla sua innervazione durante le operazioni alla prostata produce conseguenze funzionali simili.

NEURORECETTORI E NEUROTRASMETTITORI DEL TRATTO URINARIO

La trasmissione sinaptica del sistema nervoso (centrale, periferico e autonomo) è mediata da neurotrasmettitori. È particolarmente importante sapere quali sono i neurotrasmettitori di tutta l'attività del tratto urinario inferiore in modo da utilizzare i farmaci corretti per agire sulle loro funzioni. La trasmissione sinaptica tra le fibre pregangliari, sia nel simpatico che nel parasimpatico, avviene per mezzo dell'acetilcolina (recettori nicotinici). La neurotrasmissione tra gli assoni terminali (postgangliari) e la muscolatura liscia avviene per mezzo dell'acetilcolina nel parasimpatico (recettori muscarinici) e della noradrenalina nel simpatico. Per distinguere l'azione dell'acetilcolina a livello gangliare e a livello muscolare, sono stati creati i termini effetto nicotinico (gangliare) ed effetto muscarinico (muscolare). A sua volta, la risposta provocata dalla noradrenalina non è sempre la stessa, bensì varia nei diversi organi: in alcuni casi è stimolante e contrattile (collo vescicale, recettori alfa), in altri è inibente e rilassante (detrusore, recettori beta), questa differenza è dovuta all'esistenza di diversi tipi di recettori. I recettori situati nella vescica, nel collo e nello sfintere esterno (striato), sono strutture cellulari specifiche che si legano ai neurotrasmettitori e interagiscono con essi provocando la risposta necessaria (Fig. 9).

Nella vescica sono stati rilevati una moltitudine di recettori farmacologici; tuttavia, quelli che ci interessano dal punto di vista della minzione e della continenza urinaria sono i recettori adrenergici e colinergici. La distribuzione dei recettori è la seguente: i recettori parasimpatici colinergici e beta-adrenergici predominano nel corpo della vescica dove gli alfa-recettori sono poco presenti o assenti. Gli alfa-recettori adrenergici predominano nella base, nel collo vescicale e nell'uretra dove ci sono anche, in misura molto minore, recettori beta-adrenergici e colinergici (Fig. 10).

I recettori colinergici sono presenti in tutta la vescica e nell'uretra, ma sono particolarmente numerosi nel corpo della vescica.

TESSUTO	RECETTORI	EFFETTO
Detrusore	Colinergici muscarinici	Contrazione del detrusore
Detrusore	Adrenergici beta	Rilassamento del detrusore
Collo vescicale	Adrenergici alfa	Contrazione del collo vescicale
Sfintere striato	Colinergici nicotinici	Contrazione dello sfintere striato

Fig. 9 Distribuzione dei recettori e dei rispettivi effetti

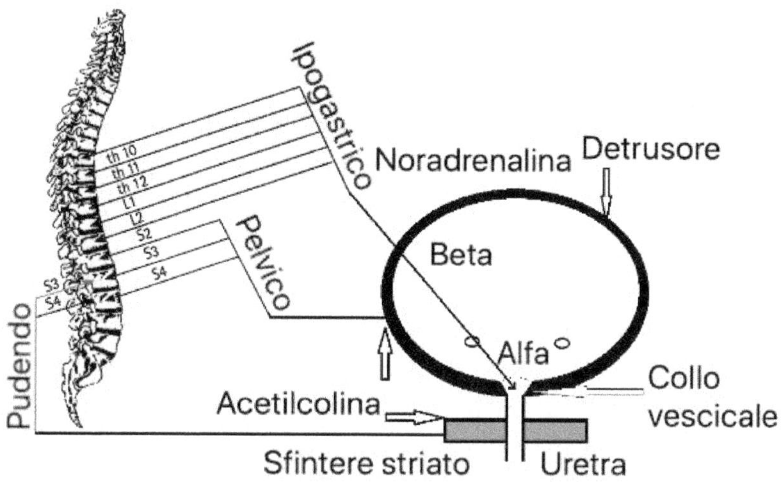

Fig. 10 Distribuzione dei recettori a diversi livelli

SVILUPPO DELLA CONTINENZA

Durante il primo anno di vita la minzione è innescata non solo quando la vescica raggiunge il limite della sua capacità fisiologica, ma anche da qualsiasi stimolo sensoriale esterno in grado di provocare la contrazione riflessa del detrusore e il rilassamento del collo vescicale e dello sfintere striato. Tuttavia, alcuni studi hanno dimostrato che il sistema nervoso centrale è coinvolto anche nel controllo sfinterico a partire dall'età fetale. È stato dimostrato che anche nei neonati la vescica è generalmente a riposo e non si urina durante il sonno; questa inibizione del detrusore durante il sonno è stata osservata anche nei bambini con iperattività diurna. Nel periodo di vita precedente al controllo della minzione, la minzione è generalmente automatica, involontaria e coordinata. In questa fase non c'è ancora una maturazione delle vie di controllo dalla corteccia cerebrale al centro o nucleo pontino della minzione (nucleo di coordinamento di Barrington). Questo nucleo funziona, ma non viene regolato dalla corteccia cerebrale. Le pressioni minzionali sono più forti nei bambini che negli adulti. Ci sono anche differenze tra i sessi: i bambini maschi raggiungono pressioni di minzione di 118 cm di acqua, mentre le bambine di 75. Queste pressioni diminuiscono con l'età. È stato anche osservato con la video-urodinamica che fino al 70% dei bambini di 3 anni ha modelli di svuotamento intermittenti, che tendono a diminuire con l'età e riflettono il grado di maturazione progressiva della coordinazione vescico-sfinterica.

Tra il primo e il secondo anno, si sviluppa la sensazione cosciente del riempimento vescicale. La capacità di svuotare o evitare la contrazione vescicale con diversi volumi di riempimento viene acquisita durante il terzo anno di vita. L'inibizione della corteccia cerebrale sul nucleo pontino di coordinamento della minzione è fondamentale per il raggiungimento della continenza. Attraverso un processo di apprendimento attivo, il bambino acquisisce la volontà di inibire o rimandare la minzione fino a quando non sia considerata accettabile. Dalla nascita fino al raggiungimento di modelli di minzione tipici dell'adulto, è necessario un sistema nervoso intatto che permetta di controllare l'unità vescico-sfinterica e un progressivo aumento della capacità vescicale. Tutto questo si raggiunge dai 3 ai 5 anni, quando il bambino rimane sempre asciutto, sia di giorno che di notte.

Il controllo della minzione è complesso e coinvolge diverse aree del sistema nervoso centrale e periferico e l'appartato urinario.

La mancanza di controllo della minzione durante la notte si chiama enuresi. È presente nel 20% dei bambini di 4 anni e nel 10% dei bambini di 8 anni.

INCONTINENZA URINARIA (IU)

L'incontinenza urinaria è la perdita involontaria di urina. Per la persona che ne soffre, ciò comporta un problema igienico, sociale e psicologico e un'importante limitazione per la sua attività lavorativa, educativa e individuale. Questo problema, presente in tutte le fasce d'età e in entrambi i sessi, ha un'incidenza simile tra bambini e bambine, mentre nella maturità diventa molto più frequente nelle donne che negli uomini. A partire dai 65 anni, l'incidenza e la prevalenza dell'incontinenza nella popolazione aumenta in modo parallelo e accelerato con l'età, e le differenze precedentemente esistenti tra i sessi tendono a livellarsi. L'incontinenza non è una malattia in sé, ma una conseguenza dell'alterazione della fase di riempimento vescicale, che si verifica in varie malattie, in cui il paziente riferisce come sintomo la perdita di urina, che, a sua volta, i medici o gli infermieri possono verificare e identificare in modo oggettivo come un segno.

L'incontinenza urinaria può essere:

1. Un sintomo: il sintomo implica, come riferito dal paziente, la perdita di urina.
2. Un segno: la dimostrazione oggettiva della perdita di urina.
3. Un'alterazione fisiologica: la dimostrazione urodinamica della causa.

L'incontinenza come sintomo

- Da urgenza: è la perdita involontaria di urina associata a un forte desiderio di urinare (urgenza).

- Da sforzo: il sintomo indica che il paziente sperimenta perdite involontarie di urina in base ai movimenti e all'aumento della pressione intraddominale.
- Inconsapevole: l'incontinenza può verificarsi in assenza di urgenza e senza il riconoscimento cosciente della perdita di urina.
- Enuresi: termine usato per riferirsi all'incontinenza durante il sonno.
- *Dribble* (sgocciolamento) post-minzionale e incontinenza continua: denotano altre forme sintomatiche di incontinenza legate alla perdita di urina dopo la minzione, o *dribble* continuo.

L'incontinenza come segno

La perdita di urina si identifica in modo oggettivo contemporaneamente ad un esercizio fisico o un movimento nell'incontinenza da sforzo (si chiede al paziente di eseguire un colpo di tosse o una contrazione addominale a glottide chiusa – manovra di Valsalva). Anche il *dribble* post-minzionale e l'incontinenza continua sono identificabili in modo oggettivo. L'incontinenza extra-uretrale corrisponde alla fistola urinaria.

L'incontinenza come alterazione

Gli studi complementari e soprattutto l'urodinamica indicano dove si trova la causa responsabile dell'incontinenza nel tratto urinario inferiore.

- Incontinenza da sforzo: è la perdita di urina che si verifica quando, in assenza di contrazione del detrusore, la pressione intravescicale supera la pressione uretrale. È prodotta dall'inefficacia del meccanismo di chiusura dell'uretra.

- Incontinenza da iperattività del detrusore (ID): è la perdita di urina dovuta alla contrazione involontaria (CI) della vescica durante la fase di riempimento.
- Incontinenza da sovrariempimento (o straripamento): è la perdita di urina associata all'iperdistensione della vescica. Per definizione è una ritenzione completa di urina (eziologia).

L'incontinenza è la conseguenza di una malattia e non una malattia in sé, il che ha ripercussioni negative – dirette e indirette – sul suo studio e la sua soluzione. Attualmente si sta lavorando affinché l'Organizzazione Mondiale della Sanità riconosca l'incontinenza come una malattia e non come un'alterazione dello stato di salute, come viene classificata oggi.

Cause dell'incontinenza urinaria

- Alterazione del detrusore (detrusore iperattivo):
  - Iperattività idiopatica se non c'è alcuna causa neurologica dimostrabile.
  - Iperattività di natura neurologica (iperreflessia).
- Uretra incompetente (fallimento del meccanismo di chiusura dell'uretra):
  - Alterazione dello sfintere striato e dei muscoli pelvici (perdita di tono ed elasticità).
  - Danni neurologici.

- Cedimento dello sfintere interno (collo vescicale) dovuto a un rilassamento inadeguato o a una lesione organica.

- Combinazione dei meccanismi precedenti.

Terminologia

La terminologia utilizzata è quella della International Continence Society (ICS).

Sintomi del tratto urinario inferiore (o del basso tratto urinario: LUTS, Lower Urinary Tract Symptoms)

I sintomi costituiscono l'indicatore soggettivo per come viene percepito dal paziente, dal *caregiver* o dal partner, che può portare a richiedere una visita medica. I sintomi possono essere il motivo specifico della visita oppure emergere durante l'anamnesi.

Sintomi di riempimento:

- Aumento della frequenza diurna: corrisponde alla percezione del paziente di avere una minzione molto frequente durante il giorno. Questa condizione corrisponde al termine «pollachiuria».
- Nicturia: quando l'individuo lamenta di aver bisogno di svegliarsi durante la notte una o più volte per urinare.
- Urgenza: quando il paziente lamenta l'insorgenza improvvisa di un chiaro e intenso stimolo minzionale che è difficile rimandare.
- L'incontinenza urinaria è la manifestazione della perdita di urina da parte del paziente. In

ogni situazione specifica, l'incontinenza urinaria dovrebbe essere ulteriormente descritta specificando i fattori rilevanti, come il tipo, la frequenza, la gravità, i fattori scatenanti, l'impatto sociale, l'effetto sull'igiene e la qualità della vita, le misure usate per gestire le perdite, e se il paziente vuole o meno ricevere aiuto per l'incontinenza urinaria.

- Incontinenza urinaria da sforzo (IUS): è la percezione di perdite di urina in corrispondenza di uno sforzo (tosse, starnuti, ecc.).
- Incontinenza urinaria da urgenza (IUU): è la perdita involontaria di urina accompagnata o immediatamente preceduta da una sensazione di urgenza.
- Incontinenza urinaria mista (IUM): è la percezione della perdita involontaria di urina associata sia all'urgenza che allo sforzo.
- Incontinenza urinaria continua: è la perdita di urina costante.
- Altri tipi di incontinenza urinaria possono verificarsi in determinate situazioni, per esempio l'incontinenza durante il rapporto sessuale, o l'incontinenza mentre si ride. L'incontinenza funzionale è il nome dato all'incontinenza urinaria dove non ci sono alterazioni nel sistema nervoso (che controlla la vescica) o nel tratto urinario inferiore. Un esempio è l'incontinenza che avviene quando non si può raggiungere il bagno, a causa della scarsa mobilità (Fig. 11).

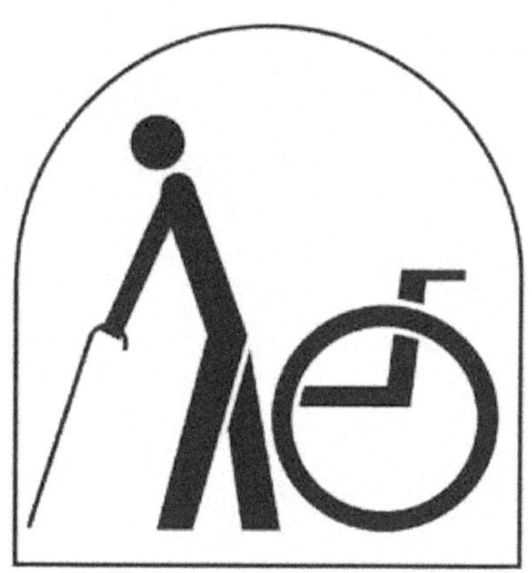

Fig. 11 Mobilità ridotta

I **sintomi minzionali (o di svuotamento)** possono accompagnare l'incontinenza e includere un flusso debole, lento, intermittente, difficoltà ad iniziare, sensazione di svuotamento incompleto (tenesmo), ecc.

Segni che indicano la disfunzione del tratto urinario inferiore (LUTS)

I segni sono gli indicatori oggettivi della malattia osservati dal medico, comprese semplici manovre per verificare e quantificare i sintomi. Le tabelle di frequenza/volume (diario minzionale) (Fig. 12), il numero di assorbenti o proteggi-slip utilizzati quotidianamente e i questionari validati sui sintomi e sulla qualità della vita (IPSS, AUASI, ICIQ, UDI-6, ecc.) (Fig. 13 e14) sono esempi di altri strumenti che occorre utilizzare per verificare e quantificare i sintomi.

COGNOME E NOME:	ANNI:	DATA ..../..../.....

GIORNO 1 Ora del risveglio: h ____

LIQUIDI ASSUNTI		MINZIONE SPONTANEA		PERDITE DI URINA			URGENZA
ORA	QUANTITÀ (ml)	ORA	QUANTITÀ (ml)	ORA	CONDIZIONE	TIPO	

NOTTE 1 Ora dell'addormentamento: h. ____

LIQUIDI ASSUNTI		MINZIONE SPONTANEA		PERDITE DI URINA			URGENZA
ORA	QUANTITÀ (ml)	ORA	QUANTITÀ (ml)	ORA	CONDIZIONE	TIPO	

Fig. 12 Esempio di diario minzionale in lingua italiana. Il paziente dovrà utilizzare un foglio diverso ogni giorno.

Nel corso dell'ultimo mese ha sperimentato:

1) Frequenza minzionale eccessiva?

Mai	Ogni tanto	Spesso	Sempre
☐	☐	☐	☐
0	1	2	3

2) Perdite urinarie associate ad una sensazione di urgenza?

Mai	Ogni tanto	Spesso	Sempre
☐	☐	☐	☐
0	1	2	3

3) Perdite urinarie in occasione di uno sforzo, tosse oppure starnuti?

Mai	Ogni tanto	Spesso	Sempre
☐	☐	☐	☐
0	1	2	3

4) Perdite urinarie di piccola quantità (gocce)?

Mai	Ogni tanto	Spesso	Sempre
☐	☐	☐	☐
0	1	2	3

5) Difficoltà a svuotare la vescica?

Mai	Ogni tanto	Spesso	Sempre
☐	☐	☐	☐
0	1	2	3

6) Dolore o fastidio nella parte bassa dell'addome o nella zona genitale?

Mai	Ogni tanto	Spesso	Sempre
☐	☐	☐	☐
0	1	2	3

Fig. 13 Esempio di questionario UDI-6 (Urogenital Distress Inventory). Occorre analizzare ogni area (sintomi di iperattività, domande 1 e 2; sintomi da sforzo, domande 3 e 4; e sintomi di ostruzione/dolore, domande 5 e 6) separatamente.

Sindromi legate ai sintomi che indicano la disfunzione del tratto urinario inferiore

La sindrome della vescica iperattiva (SVI o Overactive Bladder Syndrome – OAB), da urgenza o da urgenza-frequenza è la presenza di urgenza con o senza incontinenza, solitamente associata a frequenza e nicturia. Queste combinazioni di sintomi sono indicatori significativi dell'iperattività del detrusore (contrazione involontaria del detrusore durante la fase di riempimento vescicale).

QUESTIONARIO IPSS (International Prostatic Symptoms Score)

Il questionario IPSS, unico questionario validato in lingua italiana per questa patologia, permette una valutazione oggettiva della sintomatologia urinaria del paziente affetto da ipertrofia prostatica.

	Nessuna volta	Meno di una volta su 5	Meno della metà delle volte	Circa la metà delle volte	Più della metà delle volte	Quasi sempre
Quante volte nell'ultimo mese ha avvertito un senso di incompleto svuotamento vescicole al termine della minzione?	0	1	2	3	4	5
Nell'ultimo mese quante volte ha urinato meno di due ore dopo l'ultima minzione?	0	1	2	3	4	5
Nell'ultimo mese Le è mai capitato di dover mingere in più tempi?	0	1	2	3	4	5
Nell'ultimo mese quante volte ha avuto difficoltà a posporre la minzione?	0	1	2	3	4	5
Nell'ultimo mese quanto spesso il getto urinario Le è parso debole?	0	1	2	3	4	5
Quante volte nell'ultimo mese ha dovuto sforzarsi per iniziare ad urinare?	0	1	2	3	4	5
Nel corso dell'ultimo mese, quante volte si è alzato per andare ad urinare la notte?	0	1	2	3	4	5

PUNTEGGIO TOTALE =

Punteggio totale:
0-7 sintomatologia lieve
8-19 sintomatologia moderata
20-35 sintomatologia severa

INDICE DELLA QUALITA' DELLA VITA

	Bene	Soddisfatto	Abbastanza soddisfatto	Così Così	Relativamente Insoddisfatto	Male	Molto male
Se dovesse trascorrere il resto della Sua vita con la Sua attuale condizione urinaria, come si sentirebbe?	0	1	2	3	4	5	6

Fig. 14 Questionario IPSS, versione in italiano

BIBLIOGRAFIA

1. *Incontinencia urinaria: conceptos útiles para Atención Primaria.* Martínez Agulló E, Albert Torne R, Bernabé Corral B. Indas; 1998. p. 19-42.
2. *Neurofisiología de la micción.* Martínez Agulló E, Conejero Sugrañes J, Garriga i Calatayud J. In: *Libro blanco de la incontinencia urinaria en España.* Ed. Ministerio de Sanidad y Consumo, Secretaría General Técnica; 1991. p. 1-6.
3. *Consenso sobre terminología y conceptos de la Función del Tracto Urinario Inferior.* Grupo de Urodinámica Español e Sinug. Actas Urol Esp 2005; 29: 16-30.
4. *Giggle incontinence: micción patológica durante la risa.* Fernández, W., Clavijo, J. Lab. de Neuro-urología. Depto. de Urología. Hosp. de Clínicas. Montevideo. I Congreso Ibero-Americano de Neuro-urología y Uro-ginecología. Punta Del Este. Uruguay. 1989.
5. *Incontinencia Urinaria.* Fernandez-Gomez W, Pereyra-Flores W, Costabel G, Clavijo J, Nallem J, Montero D. Cuad. Urol. Urug. p 1-5, 1993.

CAPITOLO 2: DIAGNOSTICARE L'INCONTINENZA URINARIA

di Ricardo Pou e Jorge Clavijo

L'incontinenza urinaria (IU) è definita come la perdita involontaria di urina attraverso l'uretra, che può essere dimostrata oggettivamente e costituisce un problema igienico e sociale.

Il processo diagnostico deve essere sistematico, perché da esso dipenderà il trattamento raccomandato. L'incontinenza è più frequente nelle donne, aumenta con l'età e in età avanzata la percentuale di uomini e donne tende ad equipararsi.

Frequenza dell'incontinenza

Sesso:

- Femmine 16,1%
- Maschi 14,5%

Età:

- 65-74 anni 13,3%
- 75-84 anni 16,3%
- 84+ anni 26,3%

Solitamente, i gruppi prevalentemente colpiti da incontinenza urinaria sono (Fig. 15):

- Bambini (maschi o femmine) enuretici.

- Donne adulte pluripare in età lavorativa.
- Pazienti geriatrici, sia uomini che donne, come effetto del processo di invecchiamento, in generale, e delle disfunzioni della vescica, della mobilità e della funzione renale.
- Pazienti neurologici con disfunzione neurologica della vescica secondaria al morbo di Parkinson, accidente cerebrovascolare (ictus), lesioni midollari, sclerosi multipla e altre neuropatie che possono presentare uno qualsiasi dei diversi tipi di incontinenza.

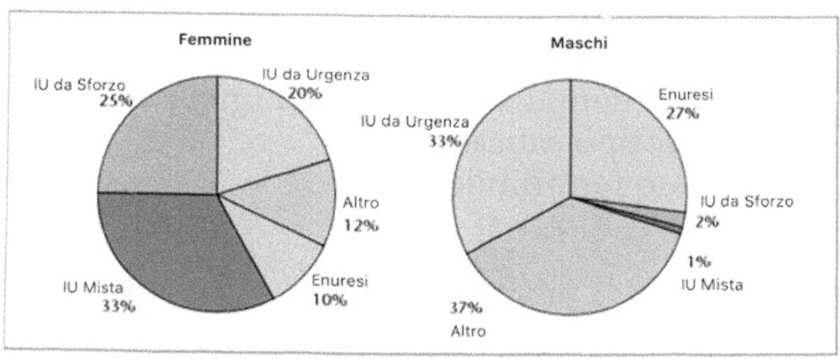

Fig. 15 Tipi di incontinenza per sesso (secondo Carretero-Colmer)

Dobbiamo ricordare che l'incontinenza ha una serie di fattori di rischio (FR) che favoriscono la sua comparsa e sui quali, a volte (in quelli modificabili), possiamo influire per migliorare la continenza del paziente.

Fattori di rischio dell'incontinenza (Fig. 16)

Fattori modificabili:

- Distopie genitali (prolasso)

- Infezioni del tratto urinario, costipazione
- Fumo, alcolismo
- Obesità
- Farmaci
- Malattie concomitanti (diabete mellito, ipertensione arteriosa, malattie polmonari croniche ostruttive – COPD)
- Elevato consumo di caffeina

Fattori non modificabili:

- Età
- Parti precedenti
- Isterectomia
- Menopausa
- Precedenti interventi chirurgici pelvici
- Fenotipo caucasico
- Sesso femminile

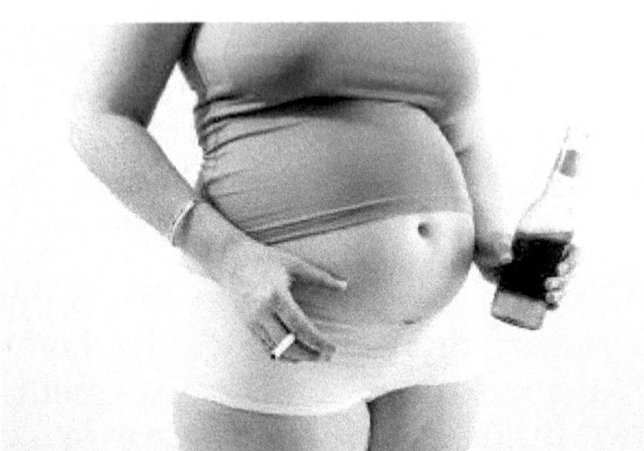

Fig. 16 Fattori di rischio per l'incontinenza: sesso, fenotipo caucasico, precedente gravidanza e parto, fumo, alcolismo, obesità.

CLASSIFICAZIONE CLINICA

Ci sono quattro tipi principali di incontinenza urinaria in base a come si presentano dal punto di vista clinico: incontinenza da sforzo, incontinenza da urgenza, incontinenza mista e incontinenza da sovrariempimento (o straripamento). Un primo orientamento sarà ottenuto per mezzo del questionario ICIQ.

Incontinenza da sforzo

È la perdita di urina causata dall'aumento della pressione intraddominale, come accade con la tosse, la risata, la manovra di Valsalva o lo sforzo fisico. È dovuta a un fallimento del meccanismo di chiusura dell'uretra in queste situazioni, con una normale attività del detrusore. Si verifica in assenza di un precedente desiderio di urinare. È il tipo più frequente di incontinenza nelle donne. Le sue cause sono: obesità, gravidanze e parti, farmaci miorilassanti, fumo, malattie neurologiche (in particolare neuropatie periferiche) e la carenza di estrogeni nelle donne in postmenopausa.

Incontinenza da urgenza

Si tratta di incontinenza preceduta da un intenso e improvviso bisogno di urinare, di cui il paziente è consapevole. In molti casi la perdita di urina ha origine durante il tragitto verso il bagno. Di solito è dovuto alla contrazione involontaria del detrusore, che può essere rilevata solo con uno studio urodinamico. Le cause includono malattie del sistema nervoso centrale (SNC) o del sistema nervoso periferico (SNP), precedenti interventi di chirurgia urologica e malattie affini (litiasi, infezione del tratto urinario, fecaloma, diverticolite). La sola urgenza o la semplice pollachiuria (non necessariamente accompagnata dall'urgenza) è ora conosciuta come vescica iperattiva (OverActive Bladder – OAB), che implica più di 9 minzioni al giorno con un'assunzione normale di liquidi. La frequenza dell'OAB è elevata e aumenta con l'età. Uno studio epidemiologico europeo ha scoperto che la frequenza globale di OAB varia dal 12% al 22% nelle persone con 40 o più anni d'età.

Incontinenza mista
È la perdita involontaria di urina accompagnata sia dai sintomi dell'incontinenza da sforzo che da quelli dell'incontinenza da urgenza. È dovuta all'iperattività del detrusore combinata con una disfunzione del meccanismo di chiusura dell'uretra. È molto comune nelle donne anziane e negli uomini anziani con disturbi del basso tratto urinario (LUTS) a livello prostatico.

Incontinenza da sovrariempimento
È la perdita di urina causata da una vescica distesa, con un'elevata pressione intravescicale che supera la pressione uretrale, nonostante il corretto funzionamento dei sistemi sfinterici. È causata da due meccanismi: ostruzione intravescicale (come

l'ipertrofia prostatica benigna) o ipoattività contrattile del detrusore (fondamentalmente dovuta a disturbi neurologici, diabete mellito o farmaci).

Incontinenza transitoria

Esistono altre forme molto meno frequenti di incontinenza come l'incontinenza transitoria nei pazienti geriatrici, che è dovuta a fattori specifici riassumibili con l'acronimo inglese **DIAPPERS** (delirio; infezioni del tratto urinario; atrofia vaginale; farmaci; fattori psicologici; eccesso di liquidi; mobilità ridotta; stipsi) (Fig. 17). Esistono anche altri tipi di incontinenza, come quella durante il coito o l'orgasmo e quella durante la risata.

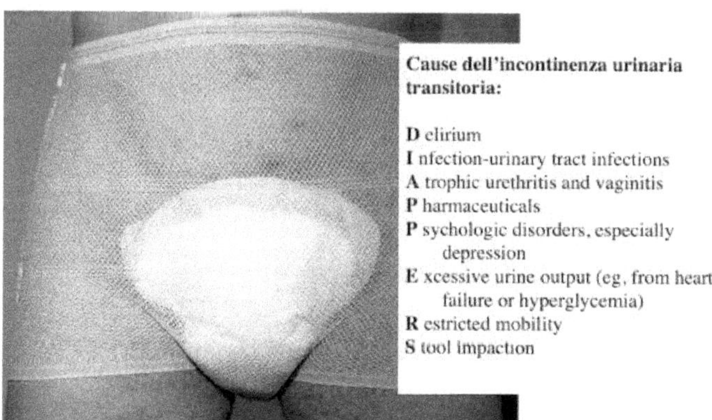

Fig. 17 Incontinenza urinaria transitoria

DIAGNOSI CLINICA

La diagnosi clinica dell'incontinenza è un processo che, in prima istanza, può e deve essere eseguito dal medico di base o da un infermiere adeguatamente formato. Con la consapevolezza del poco tempo a disposizione durante la visita, l'intervista dovrebbe essere ottimizzata al massimo oppure svolta in più di una visita, anche se molte informazioni necessarie sono ottenute semplicemente dalla storia clinica che mostra l'evoluzione nel corso degli anni. Dobbiamo essere consapevoli del fatto che l'incontinenza è un disturbo per il quale spesso i pazienti non consultano il medico e, nonostante tutto, è molto diffuso, quindi i pazienti ad alto rischio dovrebbero essere in ogni caso sottoposti ad un'intervista. Questo può essere fatto con la semplice domanda aperta: «Ha qualche problema riguardo all'urina o all'atto di urinare?» Come per qualsiasi processo diagnostico, dobbiamo seguire uno schema di storia clinica:

- Anamnesi: generale, diretta, questionari IPSS, ICIQ e diario minzionale.
- Esame fisico (Fig. 18): generale, ginecologico, esplorazione rettale digitale (ERD) della prostata, ed esame neurologico in alcuni casi. Test di sforzo (in piedi su un pezzo di carta, gambe aperte, tosse) (Fig. 21).
- Test paraclinici.
- Esami con tecniche di *imaging*.
- Test complementari, in particolare di cistoscopia e di urodinamica.

Anamnesi generale

Qualsiasi diagnosi inizia con una ricca intervista per elaborare la storia clinica del paziente; a livello generale: età, sesso, fumo e/o alcolismo. È importante escludere un trascorso di stitichezza cronica, così come calcolare l'indice di massa corporea (BMI – Body Mass Index) o la circonferenza addominale per valutare il grado di obesità. Se la paziente è una donna, verificare l'eventuale presenza di menopausa, poiché oltre ad essere uno dei fattori di rischio (FR) dell'incontinenza, è spesso il fattore scatenante per cui un'incontinenza che non provocava fastidi eccessivi, o era in ogni caso molto sporadica, peggiori e diventi il motivo per richiedere una vista medica. Esamineremo l'anamnesi patologica, prestando particolare attenzione alle malattie neurologiche come ad esempio ictus, sclerosi multipla o morbo di Parkinson, le malattie metaboliche con alterazioni idroelettrolitiche o il diabete mellito e le malattie osteoarticolari che colpiscono il rachide o l'andatura. Faremo domande in merito a una storia di interventi chirurgici, specialmente a livello pelvico, addominale e/o di colonna vertebrale. Registreremo i sintomi digestivi (continenza?) e la funzione sessuale. Infine, terremo in considerazione la presenza di fattori di rischio (FR) per l'incontinenza.

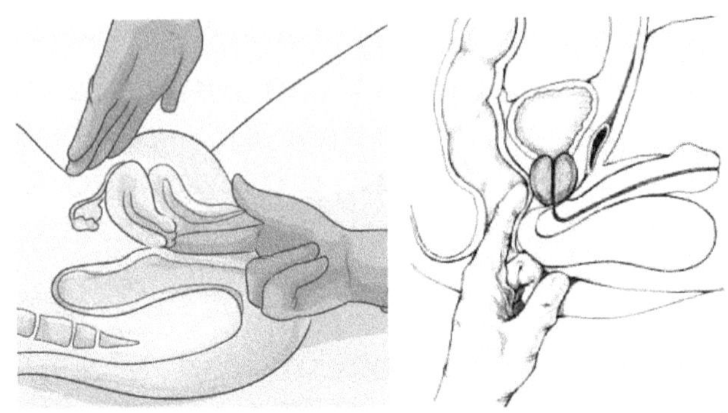

Fig. 18 Esame pelvico femminile e maschile[1]

Anamnesi mirata

La prima cosa da fare è scoprire quando è iniziata la perdita di urina e in quali circostanze, e ugualmente se il paziente mette in relazione l'inizio dell'alterazione con qualche evento importante relativo alla sua salute (intervento chirurgico, ictus, inizio di un trattamento farmacologico, recente diagnosi di una malattia, parto, ecc.). Verificare sempre, soprattutto nei pazienti geriatrici, che non si tratti di un'incontinenza transitoria (spiegata sopra). Dobbiamo valutare la gravità dell'incontinenza, tenendo presente che essa dipende non solo dalla quantità di urina che perde e dalla frequenza con cui lo fa, ma anche dall'impatto sulla qualità della vita che questo disturbo produce nel paziente. A questo scopo, abbiamo questionari (ICIQ) a cui il paziente può rispondere con facilità e che a volte possono essere completati a casa prima della visita o in sala d'attesa (Fig. 19).

[1]Immagine modificata da *wikiHow.com.*

Cognome e Nome | Età | Data

HA PERDITE DI URINA ? SI ☐ NO ☐ **SOMMA PUNTEGGI 1+2+3** ______

	Mai	talvolta	regolarmente	sempre		
1) Con quale frequenza le capita di perdere urina ?	☐	☐	☐	☐		
PUNTEGGIO	0	1	2	3		
2) Secondo la sua personale opinione quanta urina perde comunemente ?	☐	☐	☐	☐		
PUNTEGGIO	0	2	4	6		
	0-1	2-3	4-5	6-7	8-9	10
3) Nel complesso le perdite quanto influiscono negativamente nella sua vita ?	☐	☐	☐	☐	☐	☐
PUNTEGGIO	1	3	5	7	9	10

In quali circostanze perde urina ?

- ☐ Prima di riuscire ad arrivare in bagno
- ☐ Quando tossisco o starnutisco
- ☐ Durante il sonno
- ☐ Durante la attività fisica
- ☐ Una volta rivestito/a dopo avere urinato
- ☐ Senza ragioni particolari
- ☐ Sempre

Fig. 19 Cuestionario ICIQ[2]

È essenziale riconoscere, se c'è, il fattore scatenante che provoca la perdita di urina, come lo sforzo, la risata o stimoli come il freddo, udire il suono dell'acqua che scorre o toccare l'acqua. Dobbiamo fare domande in merito alla presenza o all'assenza dello stimolo minzionale prima della perdita di urina, perché questo sarà molto utile per classificare il tipo di incontinenza. Dobbiamo anche valutare se l'incontinenza sia prevalentemente diurna o notturna ed il modo in cui si presenta (con sgocciolamento postminzionale, continua, intermittente, ecc.). A tal fine, sono disponibili molteplici formulari validati, ognuno con un'utilità specifica. I più usati sono l'UDI e l'ICIQ. È necessario disporre di un diario minzionale, precedentemente compilato, di 3 o 5 giorni, per registrare tutte le «entrate» e le «uscite» di liquidi (assunzione di liquidi e minzione), quante

[2] Immagine modificata da *incontinenza.org*.

volte si verifica la minzione o le perdite di urina con data e ora, e le circostanze in cui avvengono episodi di incontinenza. I dati saranno raccolti per 3 giorni e ci daranno informazioni sulla possibile fisiopatologia dell'incontinenza, e sulla gravità e frequenza delle perdite di urina. Nell'anamnesi rivolta alle donne, dovremmo fare domande in merito alla storia ginecologica e ostetrica, come il numero di parti e se qualche parto è stato particolarmente complicato o ha richiesto particolari strumenti (forcipe), il peso del neonato, se è stata eseguita chirurgia pelvica e l'eventuale presenza di menopausa.

TIPOLOGIA	FARMACO	EFFETTO
Anticolinergici	Atropina Iosciamina	Rilassamento del detrusore
Ipnotici, ansiolitici e sedativi	Benzodiazepine	Rilassamento dello sfintere striato; mobilità ridotta
Diuretici	Furosemide Tiazidici	Aumento della diuresi
Alfabloccanti	Tamsulosina Alfuzosina Doxazosina Clonidina	Rilassamento del collo vescicale
ACE-inibitori	Enalapril Captopril	Tosse
Antidepressivi	Imipramina Paroxetina Fluoxetina	Rilassamento del detrusore; chiusura del collo vescicale
Antipsicotici	Aloperidolo Quetiapina Clorpromazina	Rilassamento del detrusore; sedazione; mobilità ridotta
Antiallergici	Prometazina Clorfeniramina	Rilassamento del detrusore; sedazione; mobilità ridotta
Calcio-antagonisti	Nifedipina Amlodipina	Rilassamento del detrusore

Adrenergici	Efedrina Terbutalina Salbutamolo Fenilefrina	Rilassamento del detrusore; chiusura del collo vescicale; aumento del tono dello sfintere striato
Oppiacei	Morfina Tramadolo Codeina	Rilassamento del detrusore; sedazione; mobilità ridotta
Miorilassanti	Tizanidina Baclofene Dantrolene	Riduzione del tono dello sfintere striato; mobilità ridotta

Fig. 20 Alcuni farmaci e i rispettivi effetti sulla continenza

Infine, dobbiamo valutare in dettaglio i farmaci assunti dal paziente, dato che nella maggior parte dei casi abbiamo a che fare con pazienti in età avanza, polimedicati e a volte con più farmaci con azione diretta o secondaria a livello del tratto urinario inferiore (Fig. 20). Tuttavia, non dobbiamo dimenticare che prima di attribuire la responsabilità dell'incontinenza a un farmaco, è necessario escludere altre cause più comuni.

Nei casi in cui è possibile (e sapendo che questo accade raramente) cercheremo di modificare i farmaci per vedere se influenzano l'incontinenza o addirittura risolvono il problema.

Esame fisico

Questo punto è quello che può variare di più a seconda delle caratteristiche del nostro paziente, poiché l'ideale sarebbe sottoporre *tutti* i pazienti sintomatici a *tutti* gli esami, ma nella pratica clinica quotidiana questo può essere difficile. È importante valutare le informazioni osservabili a prima vista quando il paziente entra nel nostro studio, quali: difficoltà di deambulazione, uso del bastone, diminuzione significativa dell'acuità visiva, presenza o assenza di obesità, ecc. Valuteremo l'abilità manuale e la vista nei pazienti che possono richiedere un cateterismo intermittente. Eseguiremo un esame addominale per escludere globo vescicale e masse addominali o pelviche che potrebbero comprimere la vescica. Per le donne, effettueremo un esame ginecologico che includa l'osservazione del prolasso (per determinarne la tipologia) poiché questo è frequentemente associato all'incontinenza da sforzo o può arrivare ad ostruire l'uretra. Durante la palpazione, valuteremo il tono dei muscoli perineali (Oxford 0-5) e il trofismo. In posizione eretta, faremo eseguire alla paziente il test da sforzo (menzionato sopra) (Fig. 21).

Per i pazienti di sesso maschile, l'esame tatto rettale (TR o anche esplorazione rettale digitale della prostata) è essenziale, in quanto ci aiuta a valutare la presenza di una prostata ingrossata che potrebbe implicare un'ostruzione alla minzione (e alla fine portare all'incontinenza da sovrariempimento). Il TR ci dà anche informazioni sulla presenza di un fecaloma, il tono e il controllo sfinterico, così come la presenza del riflesso bulbo-cavernoso (la sua alterazione potrebbe indicare la compromissione dell'arco riflesso sacrale S2-S4, essenziale per la continenza).

Valutare la funzione cognitiva, in particolare nei pazienti neurologici.

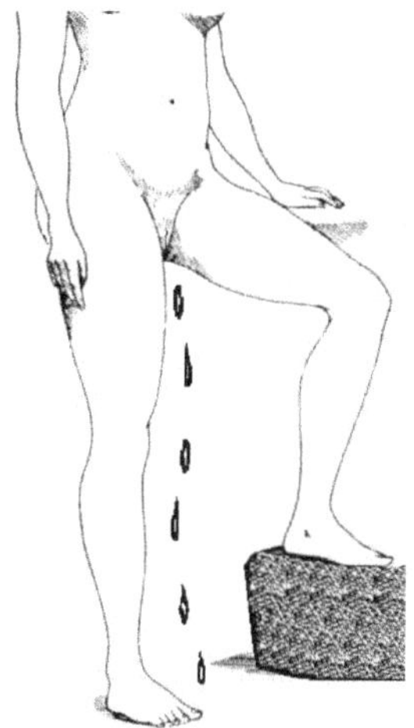

Fig. 21 Per pazienti di sesso femminile occorre valutare la continenza durante lo sforzo e le distopie in posizione ortostatica.

Test paraclinici

Generalmente si valuta la funzione renale (creatinina, filtrato glomerulare stimato – eGFR) e la glicemia. Un esame delle urine tramite strisce reattive e, se necessario, l'urinocoltura escluderanno l'infezione del tratto urinario, che è una delle cause dell'incontinenza transitoria (Fig. 22). Tutti i pazienti con cateteri o drenaggi esterni presenteranno colonizzazione batterica. In questi casi non si deve fare un esame delle urine o un'urinocoltura (solo emocolture se sono presenti febbre o piuria intensa).

Test di imaging

È necessario escludere la presenza di un residuo postminzionale, che sarà significativo a partire da circa 50 ml (>10% rispetto alla capacità vescicale massima). Un metodo molto semplice è l'utilizzo di uno scanner automatizzato. Un metodo più invasivo è quello di effettuare un cateterismo e misurare il volume ottenuto. Ad ogni modo, si usa spesso l'ecografia (prima e dopo la minzione), che ci darà anche il volume residuo. L'ecografia è utile anche per escludere anomalie del tratto urinario e alterazioni renali, misurare il volume prostatico, ecc.

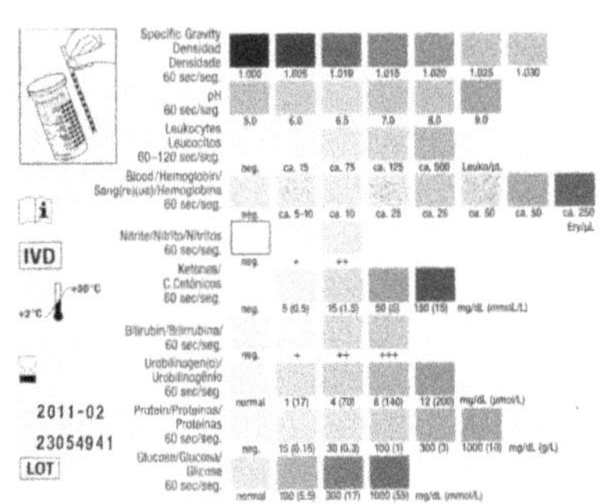

Fig. 22 Esame delle urine tramite strisce reattive[3]

Test complementari

In molti casi in cui si sospetta un'alterazione anatomica (congenita o acquisita) del tratto urinario inferiore, è necessario eseguire una **cistoscopia**. La cistoscopia permette di individuare lesioni uretrali, fistole, stenosi, compressioni, litiasi, tumori e altre patologie che costituiscono fattori predisponenti all'incontinenza. È anche utile per pianificare il trattamento chirurgico nei casi in cui sia necessario.

La tecnica più accurata nello studio dell'incontinenza è l'**urodinamica**, che studia il funzionamento dell'apparato urinario inferiore durante le fasi di riempimento e minzione attraverso

---

[3] Immagine concessa da *lifeinthefastlane.com.*

la misurazione della pressione, del flusso e del volume di urina. In generale, questo studio è in grado di differenziare l'incontinenza da sforzo da quella da urgenza. Ad ogni modo, la sua indicazione è limitata a quei pazienti che hanno già subito un intervento chirurgico pelvico o che lo subiranno nel prossimo futuro, in pazienti con disturbi neurologici, con sintomi che suggeriscono una disfunzione minzionale ad essi correlata, o in quelli per cui il quadro clinico non rende chiaro il tipo di incontinenza. Non si deve eseguire l'esame urodinamico prima di aver attuato un trattamento conservativo (non chirurgico). La tecnica viene descritta in dettaglio nel capitolo corrispondente (Fig. 23).

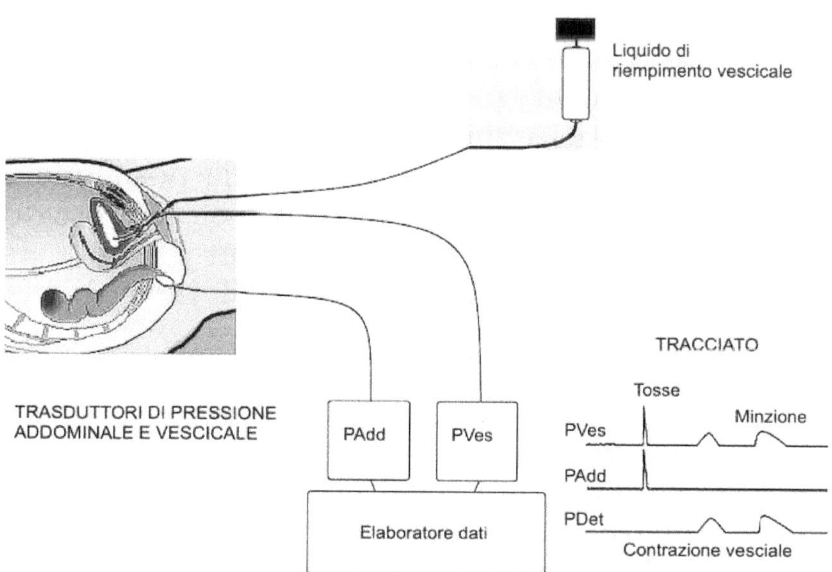

Fig. 23 Registro urodinamico

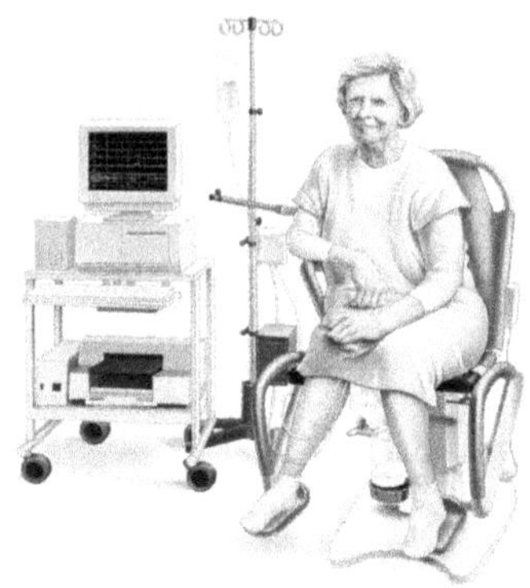

Fig. 24 Studio urodinamico per la donna[4]

Nell'ambito dell'urodinamica, le tecniche più comunemente usate sono la flussometria, la cistomanometria con pressioni del punto di perdita e lo studio di pressione-flusso:

- La flussometria è la registrazione del flusso urinario eseguita in condizioni fisiologiche (in posizione seduta per le donne e in posizione eretta per gli uomini – o nella posizione in cui sono soliti urinare). Un flusso elevato eseguito in un tempo breve indicherà un deflusso «facile» dell'urina ed è indicativo di incontinenza da sforzo.
- La cistomanometria è la registrazione delle pressioni generate durante la fase di riempimento della vescica. Se è accompagnata da uno studio della fase della minzione si chiama studio pressione-flusso e costituisce lo studio urodinamico completo e convenzionale (Fig. 24).

[4] Immagine modificata da *iuga.org*.

- Lo studio pressione-flusso è la registrazione simultanea di tutte le pressioni che possono essere coinvolte nella minzione.

La pressione intravescicale (PVes) è monitorata per mezzo di un catetere ubicato all'interno della vescica, la pressione intraddominale (PAdd) per mezzo di un catetere intrarettale, la pressione del muscolo detrusore (PDet, che corrisponde alla sottrazione PVes-PAdd) e il flusso urinario durante la minzione (che viene raccolta nel flussometro) o se si produce incontinenza. In caso si sospetti una patologia neurologica, si registra l'elettromiografia del muscolo pubococcigeo (sfintere uretrale striato e anale).

È normale che durante la fase di riempimento, il detrusore non subisca aumenti significativi di pressione e che ci sia una sensazione progressiva di riempimento della vescica (detrusore stabile). In caso di contrazioni involontarie (CI) nella fase di riempimento, si diagnostica l'iperattività del detrusore (definisce l'incontinenza da urgenza) (Fig. 25). Le contrazioni involontarie sono un aumento fasico (transitorio) della pressione del detrusore durante la fase di riempimento. La definizione classica è un aumento di più di 15 cm di acqua per più di 15 secondi, ma qualsiasi aumento può spiegare i sintomi.

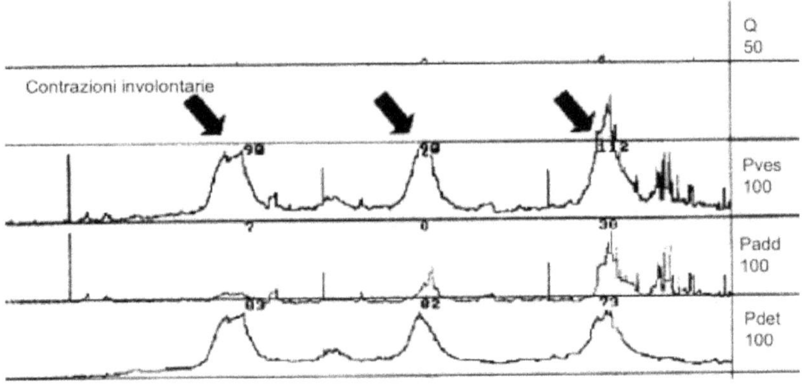

Fig. 25 Iperattività del detrusore

Dallo stimolo minzionale iniziale fino alla fine di una normale fase di svuotamento, si chiede al paziente di provocare bruschi aumenti di pressione addominale, come dei colpi di tosse. Se si verificano perdite urinarie senza aumento della pressione del detrusore, si può diagnosticare un'incontinenza da sforzo (Fig. 26).

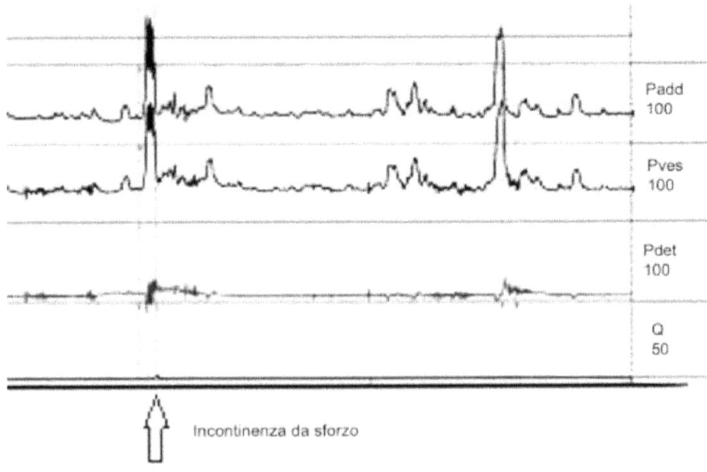

Fig. 26 Incontinenza da sforzo

Occorre considerare una ripetizione dello studio, dell'urodinamica ambulatoriale o della video-urodinamica se la diagnosi non è chiara dopo l'urodinamica convenzionale.

A seconda dell'anamnesi e dei dati ottenuti dall'esame e dall'anamnesi, saranno richiesti altri studi, come la TAC o la risonanza magnetica (incontinenza extra-uretrale, fistole, ecc.). Con tutti questi dati otteniamo una diagnosi con ogni probabilità esatta del tipo di incontinenza urinaria e della causa che la produce, in modo da poter elaborare un adeguato trattamento.

CONCLUSIONI

Dal punto di vista clinico, i dati della seguente tabella (Fig. 27) guidano la diagnosi del tipo di incontinenza urinaria.

	IU da Urgenza	**IU Mista**	**IU da Sforzo**
Le capita di sentire il bisogno improvviso di orinare?	Sì	Sì	No
Urina più di otto volte al giorno?	Sì	Sì	No
Ha perdite di urina se salta o tossisce?	No	Sì	Sì
Può trattenersi fino ad arrivare alla toilette?	No	Sì/No	Sì
Si sveglia di notte per urinare?	Sì	Sì	No

Fig. 27 Tipi di incontinenza urinaria

BIBLIOGRAFIA

1. *Urología. Libro del Residente.* Resel Estévez L. ENE Publicidad S.A. DL: M-305-1998.
2. *Incontinencia Urinaria.* Castro Díaz D, González R. Pulso Ediciones. DL: B-854-1993.

3. *Libro Blanco de la Incontinencia Urinaria en España*. Madrid: Ministerio de Sanidad y Consumo. AV 211-1991. ISBN 84-9670-301-5.

CAPITOLO 3: STUDI URODINAMICI

L'obiettivo principale dell'urodinamica è quello di riprodurre i sintomi del paziente e correlarli con i risultati degli esami per rispondere alla domanda specifica che ha motivato lo studio. Il suo successo dipende da una meticolosa messa a punto delle attrezzature e da un rigoroso controllo della qualità in tutte le procedure. Si tenta di identificare le cause sottostanti ai sintomi del paziente e i processi fisiopatologici e logici correlati.

La standardizzazione e il miglioramento nelle pratiche per la misurazione e il controllo di qualità nei diversi studi urodinamici seguono la nomenclatura e i suggerimenti dell'International Continence Society (ICS). I risultati, tuttavia, dipendono dall'operatore e presentano una variabilità in base agli osservatori. Gli studi di laboratorio, le tecniche di *imaging* e l'endoscopia dovrebbero precedere l'urodinamica.

Uno studio urodinamico adeguato deve essere eseguito in modo interattivo assieme al paziente, quindi è necessario che il paziente comprenda in cosa consiste lo studio per poter collaborare durante il suo svolgimento.

La domanda o l'informazione ricercata per indicare lo studio urodinamico devono poter trovare risposta con i dati forniti dallo studio scelto. Lo studio da eseguire dovrebbe essere il più semplice, il meno costoso e il meno invasivo possibile per ottenere le informazioni necessarie. Può essere necessario combinarne più di uno.

SPECIFICHE TECNICHE MINIME DELL'ATTREZZATURA

Precisione minima di ± 1 cm di acqua per la pressione e ± 5% sul totale per il volume. I *range* di misurazione dovrebbero essere 0 - 250 cm di acqua per la pressione, 0 - 50 ml/s per il flusso e 0 - 1000 ml per il volume. Durante la registrazione e l'analisi l'intervallo minimo di pressione dovrebbe essere di 50 cm di acqua per centimetro per la pressione, 10 ml/s per centimetro per il flusso e 1 min/cm o 5 s/mm durante il riempimento e 2 s/mm durante la minzione per il tempo.

La calibrazione dell'attrezzatura dovrebbe essere fatta su base regolare, specialmente se i trasduttori vengono cambiati, e non va confusa con un «azzeramento». La calibrazione dell'uroflussometro deve essere fatta versando uno specifico volume ad un flusso continuo noto, e a questo scopo esistono speciali bottiglie a flusso costante. Si raccomanda di provare la pompa per infusione con le linee di riempimento collegate, misurando il tempo necessario per erogare un volume noto. I trasduttori di pressione possono essere controllati verificando il registro che indicano alzando le linee di misurazione di un determinato numero di centimetri sopra l'altezza di riferimento.

Quando in uno studio urodinamico si utilizza un software per analizzare le informazioni ottenute in base ad un concetto pubblicato, si deve specificare la fonte del software e se questo è stato validato.

FLUSSOMETRIA

di Teresita Couto, Gabriela Waller e Jorge Clavijo

Questo studio determina, in modo non invasivo, le caratteristiche del flusso urinario durante la fase della minzione. È influenzato da tre variabili: pressione del detrusore, calibro uretrale e rilassamento dello sfintere. Il flusso è il volume di urina (millilitri) espulso in un'unità di tempo (secondi). Si misura in ml/s. Per essere misurabile, richiede privacy, un normale stimolo minzionale e un volume minzionale minimo di 150 ml e non superiore a 500-600 ml (sovradistensione). I parametri da valutare sono: volume minzionale, flusso massimo, tempo fino al flusso massimo e morfologia della curva. La sua esecuzione deve essere sempre completata con la misurazione del residuo postminzionale (Fig. 28).

Il Qmax (flusso massimo) è il valore di flusso più alto raggiunto durante la minzione. È fortemente collegato alla presenza o all'assenza di ostruzione. Valori di flusso massimo inferiori a 10-12 ml/s sono collegati ad un'alta probabilità di ostruzione intravescicale. I flussi tra 12 e 15 ml/s corrispondono a una minore probabilità di ostruzione. Dall'altra parte, con valori superiori a 15 ml/s, la probabilità di ostruzione è molto bassa. Tuttavia, bisogna considerare che un flusso normale può essere raggiunto anche in presenza di un'ostruzione, a causa di un aumento della pressione del detrusore. E viceversa, un basso flusso (< 10 ml/s) può presentarsi anche in assenza di ostruzione, a causa di ipocontrattilità o areflessia detrusoriale. Questo è il motivo per cui una diagnosi urodinamica inequivocabile di ostruzione del tratto urinario inferiore può essere fatta solo con simultanei studi di pressione-flusso (si veda sotto). Il flusso tende a diminuire con l'età ed è maggiore nelle donne (> 20 ml/s).

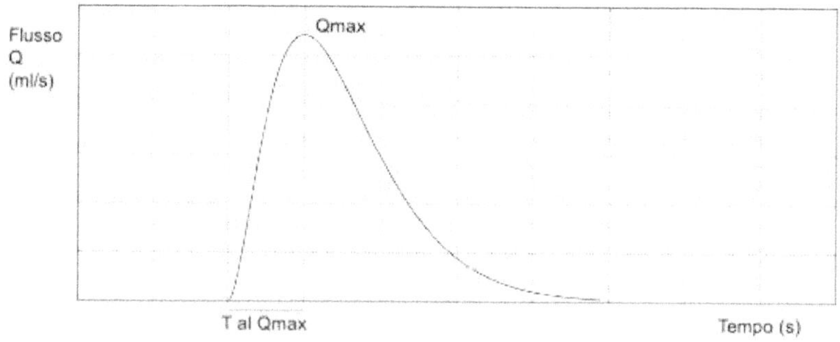

Fig. 28 Analisi flussometrica

Il rapporto tecnico dell'ICS raccomanda i seguenti standard per gli uroflussometri: un intervallo tra 0 e 50 ml/s per il flusso massimo (Qmax), tra 0 e 1.000 ml per il volume di urina, una costante di tempo massima di 0,75 s e una precisione di ± 5% sul totale. Considerando questo livello di precisione, **non è significativo riportare un Qmax con una risoluzione superiore a un millilitro al secondo (ml/s).**

Poiché la maggior parte degli uroflussometri sono flussometri di massa (a peso o a disco rotante), occorre considerare la densità del liquido emesso. Per esempio, un'urina molto concentrata può aumentare in apparenza il flusso urinario del 3% e un mezzo radiopaco (videourodinamica) fino al 10%.

Per facilitare il riconoscimento del **modello delle curve di flusso**, si raccomanda che la scala grafica di un tracciato uroflussometrico sia standardizzato come segue: un millilitro di carta dovrebbe corrispondere a un secondo sull'asse X e a un millilitro/secondo e 10 millilitri di volume di urina espulsa sull'asse Y.

L'ICS raccomanda di **smussare la curva di flusso a occhio**, tracciando una linea continua in modo che in ogni periodo di 2 secondi non ci siano rapidi cambiamenti di flusso, e poi ottenere il Qmax corretto (Fig. 29).

Si raccomanda di **arrotondare il Qmax al numero intero più vicino** (es: una registrazione di 10,25 ml/s a 10 ml/s) e il volume dell'urina espulsa ai 10 ml più vicini (es: un volume di 342 ml a 340ml). Infine, documentare la Qmax insieme al volume dell'urina espulsa e al volume dell'urina residua postminzionale, utilizzando il seguente formato standard per la **minzione: «flusso massimo / volume dell'urina espulsa / volume dell'urina residua postminzionale», utilizzando un trattino se uno dei valori non è disponibile** (es:10 ml/s / 340 ml / ---).

La flussometria può mostrare vari modelli di flusso di urina:

- Normale (a forma di campana, con un aumento rapido che raggiunge un picco di ampiezza) (Fig. 28 e 32).
- Prolungato e lento (si mostra prolungato nel tempo) (Fig. 30 e 32).
- Intermittente (picchi irregolari) (Fig. 31 e 32).
- Plateau (corrisponde ad un flusso massimo diminuito con un tempo prolungato) (Fig. 32).

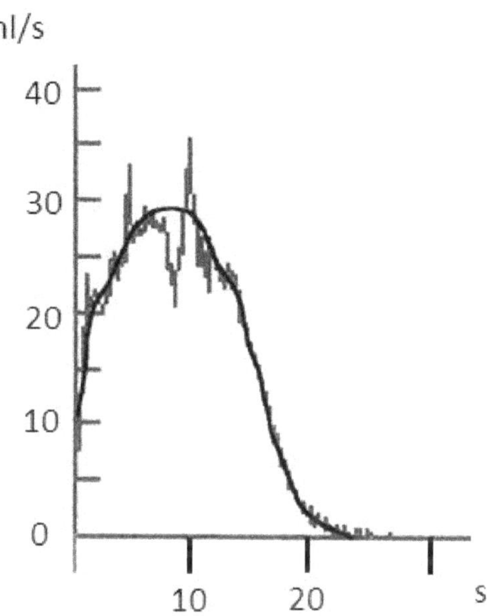

Fig 29. Flusso massimo corretto. Uroflussometria a disco rotante: il flusso massimo non corretto è di 36 ml/s, il volume dell'urina espulsa è di 390 ml senza residuo postminzionale. Si raccomanda di smussare la curva di flusso a occhio, tracciando una linea continua in modo che in ogni periodo di 2 secondi non ci siano rapidi cambiamenti di flusso: il flusso massimo corretto non supera i 30 ml/s.

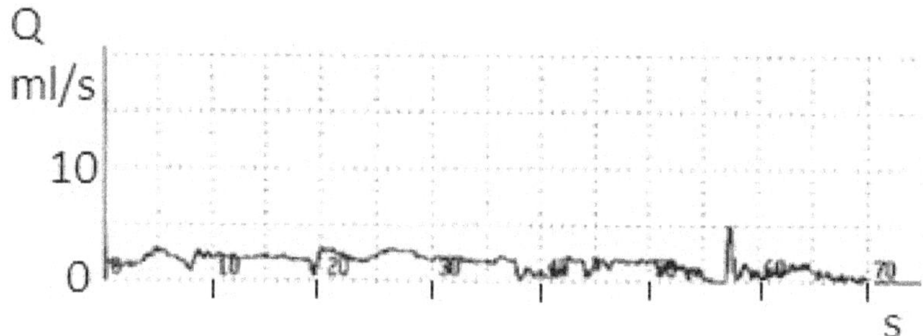

Fig. 30 Flusso prolungato e lento

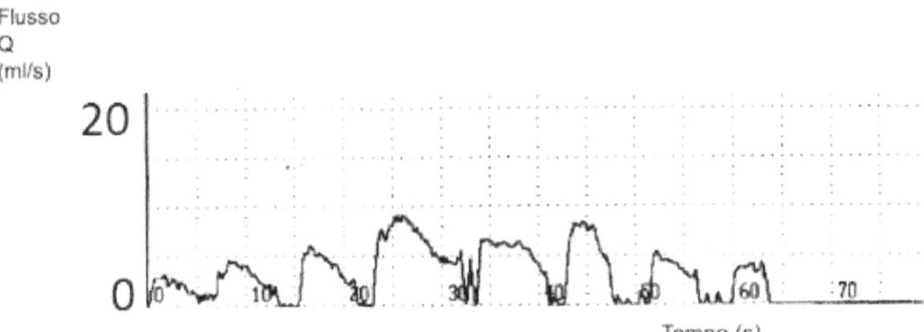

Fig. 31 Flusso intermittente

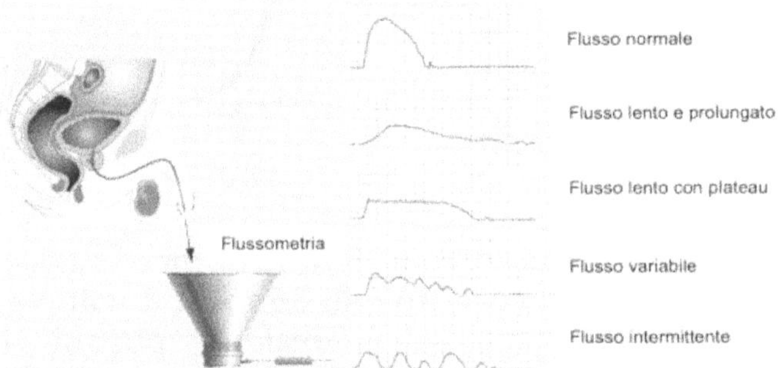

Fig. 32 Flussometria normale e altri segni di ostruzione intravescicale o inefficienza del detrusore

CISTOMETRIA DI RIEMPIMENTO E SVUOTAMENTO

di Lujan Guillén, Virginia Molina, Hugo Badía, Dominique Mintegui, Gabriela Waller e Jorge Clavijo

La cistometria (o cistomanometria) è la registrazione simultanea della pressione vescicale e della pressione addominale durante la fase di riempimento della vescica.

Vengono registrate tre pressioni:

- Pressione intravescicale (trasduttore vescicale): pressione totale all'interno della vescica.
- Pressione addominale (trasduttore rettale): pressione attorno alla vescica.
- Pressione del detrusore o pressione sottratta: calcolata sottraendo alla pressione vescicale la pressione addominale (PDet = PVes – PAdd).

Per la misurazione della pressione intravescicale e del riempimento vescicale, il catetere standard nell'urodinamica di routine è il catetere transuretrale a doppio lume. Questo dovrebbe essere il più sottile possibile, con limiti per la praticità di inserimento (risulta più difficoltosa se è troppo sottile e flessibile) e per la dimensione del foro interno che deve impedire lo smorzamento (ammortizzazione) delle registrazioni di pressione e consentire una velocità di infusione adeguata. Il vantaggio principale del catetere a doppio lume è che la sequenza di riempimento e minzione può essere ripetuta senza la necessità di cateterizzare nuovamente il paziente. Va notato che un catetere a doppio lume di 6 Fr (la dimensione minima disponibile dal punto di vista pratico) può limitare la velocità di infusione a 20-30 ml/min, il che può portare la macchina urodinamica a indicare un volume di riempimento errato quando il volume infuso viene calcolato dalla programmazione della pompa di infusione. D'altra parte, l'uso di 2 cateteri per la misurazione della pressione e il riempimento della vescica è meno conveniente, perché anche se la rimozione del catetere di riempimento prima della minzione sembrerebbe essere un vantaggio lasciando solo un catetere sottile nell'uretra, nel caso di richiedere uno studio ripetuto è necessario posizionare un nuovo catetere di riempimento.

Per la misurazione della pressione addominale, si raccomanda il catetere rettale a palloncino. Per pazienti di sesso femminile, questo può anche essere installato nella parte superiore della vagina. Il ruolo del palloncino è quello di mantenere un piccolo volume di liquido nell'apertura del catetere per evitare il blocco da parte delle feci. Inoltre, poiché il retto e la vagina non risultano pieni di fluido in modo omogeneo, il palloncino previene eventuali errori nella misurazione della pressione causati dal contatto tra l'apertura del catetere e la parete dell'organo. Il miglior funzionamento del palloncino si ottiene quando il palloncino è riempito solo al 10-20% della sua capacità non distesa.

Un errore comune nella misurazione della pressione addominale è l'uso di un palloncino troppo disteso che produrrà una falsa lettura di pressione elevata, che può essere evitata facendo un piccolo foro nel palloncino. Attualmente ci sono cateteri il cui palloncino ha un'apertura di fabbrica, che permette di lavarlo per deostruirlo durante il corso dell'esame.

Standardizzazione della pressione zero e dell'altezza di riferimento

L'ICS raccomanda l'uso di cateteri e linee riempite di fluido (soluzione salina fisiologica) e trasduttori di pressione esterni per la misurazione della pressione intravescicale e addominale, grazie alla loro precisione e alle caratteristiche che facilitano il loro uso nella determinazione della pressione zero e dell'altezza di riferimento. Si raccomanda la stretta osservanza di questa standardizzazione, poiché è l'unico modo per confrontare le registrazioni della pressione tra diversi pazienti e centri di studio. Le linee di misurazione possono essere riempite con acqua sterile per evitare la precipitazione di sale nei trasduttori.

La pressione zero è la pressione atmosferica circostante; quando il trasduttore è aperto direttamente all'ambiente, deve essere eseguito il «bilanciamento» o «azzeramento». **L'altezza di riferimento è definita come il bordo superiore della sinfisi pubica**; questo è il livello al quale i trasduttori devono essere impostati in modo che tutte le pressioni registrate abbiano la stessa componente idrostatica. La pressione idrostatica è reale e importante e molti aspetti del controllo di qualità si basano sulla sua corretta misurazione (Fig. 33). Inoltre, alcune misurazioni sono effettuate sulla pressione intravescicale piuttosto che sulla pressione del detrusore (ad esempio la pressione del punto di perdita con Valsalva, Valsalva Leak Point pressure – VLPP). Va ricordato che qualsiasi cambiamento significativo nella posizione del paziente richiede un aggiustamento immediato del trasduttore all'altezza di riferimento (sinfisi pubica). La misura della pressione cambia al variare della posizione dei trasduttori esterni.

I trasduttori di pressione esterni misurano la pressione in base alla loro posizione rispetto alla vescica, indipendentemente dalla posizione della punta del catetere. Se a livello della sinfisi pubica il trasduttore registra 15 cm d'acqua, alzandolo di 9 cm registrerà 6 cm d'acqua.

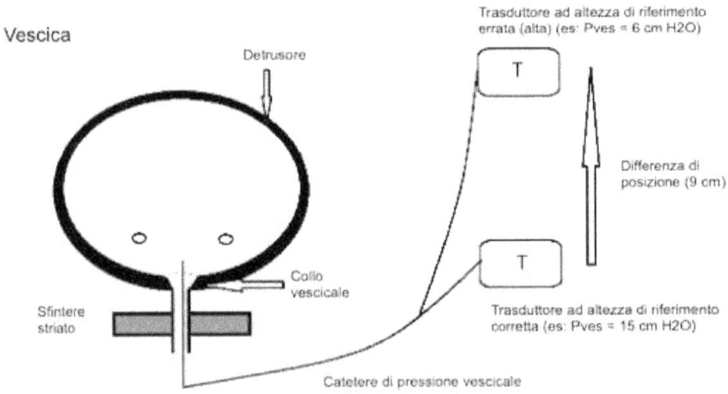

Fig. 33 Effetto dell'altezza di riferimento del trasduttore

Controllo di qualità dei segnali di pressione e risoluzione dei problemi di misurazione

Prima di iniziare lo studio urodinamico è molto importante osservare e testare attentamente i segnali di pressione per correggere eventuali problemi. Il primo obiettivo è quello di evitare errori e il secondo è quello di correggere immediatamente le loro cause quando si verificano. Se i segnali sono perfetti all'inizio, di solito rimangono tali senza bisogno di ulteriori interventi.

I seguenti criteri fanno parte delle raccomandazioni per assicurare il controllo di qualità dei segnali di pressione:

1. Confermare che i valori a riposo della pressione addominale e intravescicale siano dentro un *range* standard:
- posizione supina 5-20 cm di acqua,
- posizione seduta 15-40 cm di acqua,
- posizione in piedi 30-50 cm di acqua.

2. Correggere le alterazioni iniziali della pressione detrusoriale: di solito le pressioni addominali e intravescicali sono quasi identiche, quindi la pressione detrusoriale iniziale è zero o prossima allo zero. Le pressioni detrusoriali iniziali sono tra 0 e 6 cm di acqua nell'80% dei casi, e in rari casi fino a 10 cm di acqua. Tuttavia, sono accettabili pressioni detrusoriali iniziali comprese tra –5 e 15 cm di acqua.

Problemi:

Una **pressione detrusoriale molto alta**:

a) Può essere dovuta a una pressione addominale troppo bassa, perché il catetere rettale o le sue connessioni sono ostruite, piegate, aggrovigliate, hanno bolle d'aria o perdono liquido. Occorre lavare il sistema ed escludere la formazione di pieghe o perdite di liquido.
b) Può essere dovuta a una pressione intravescicale troppo alta, sia perché il catetere vescicale si è spostato nello sfintere uretrale, sia perché il

catetere o le sue connessioni sono piegate. Le pieghe devono essere rimosse e la loro posizione regolata, se necessario.

Una **pressione detrusoriale negativa**:

a) Può essere dovuta a una pressione addominale troppo alta, perché il catetere rettale si è spostato o si trova appoggiato contro la parete rettale, oppure perché il catetere o i suoi collegamenti sono piegati. Occorre controllare la sua posizione ed escludere la formazione di pieghe. Inoltre, il palloncino rettale può essere troppo teso, nel qual caso è necessario drenare alcune gocce di liquido dal sistema o praticare un foro nel palloncino per rimuovere il liquido in eccesso.

b) Può essere dovuto a una pressione intravescicale troppo bassa, sia perché il catetere o le sue connessioni sono ostruite o attorcigliate, sia perché hanno bolle d'aria o stanno perdendo liquido. Il sistema deve essere lavato e devono essere rimosse pieghe e perdite di liquido. Bisogna ricordare a questo punto che l'aria è comprimibile e di conseguenza la sua presenza nel sistema di misurazione ammortizza (riduce) la registrazione della pressione.

3. Confermare che i segnali di pressione addominale e intravescicale siano attivi, con piccole variazioni causate dalla respirazione o dal parlare, simili in entrambi, che non dovrebbero apparire nella pressione del detrusore.

4. Dopo essersi assicurati che le pressioni a riposo rientrino nel *range* tipico, occorre **valutare la trasmissione delle pressioni e identificare e correggere qualsiasi ammortizzazione nella registrazione.** Questo viene fatto chiedendo al paziente di tossire; entrambe le pressioni addominali e intravescicali devono rispondere allo stesso modo con un forte aumento e una forte diminuzione senza influenzare la pressione del detrusore. Anche una registrazione bifasica, simmetrica e di bassa ampiezza della pressione del detrusore è considerata normale (a causa di un ritardo di registrazione nei 2 trasduttori); tuttavia, qualsiasi aumento o diminuzione della pressione del detrusore suggerisce un'ammortizzazione nella registrazione delle pressioni rispettivamente nel sistema addominale e intravescicale (Fig. 34).

La trasmissione delle pressioni e l'ammortizzazione nella registrazione devono essere valutate con l'uso della tosse:

- all'inizio e alla fine di ogni studio,
- ogni 60 secondi, per tutto lo studio,
- prima e dopo ogni evento rilevante, come i cambiamenti di posizione, le perdite di urina e la minzione (a causa del possibile spostamento dei cateteri).

Generalmente il problema di ammortizzazione si verifica nel sistema che è meno deviato dalla tosse e dovrebbe essere corretto immediatamente, di solito lavando le linee.

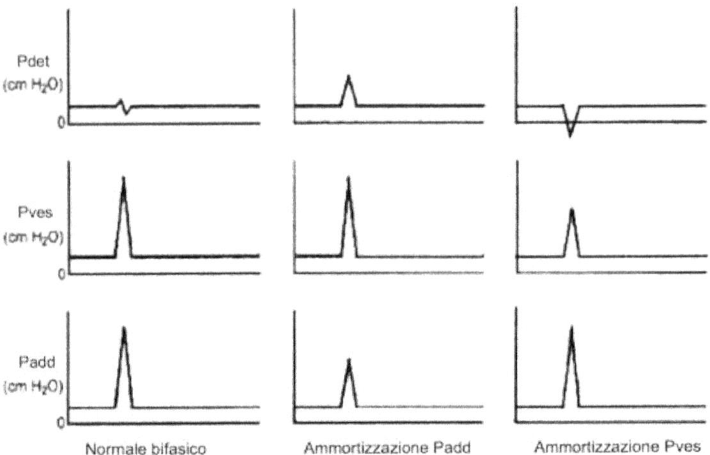

Fig. 34 Trasmissione delle pressioni. A sinistra: buona trasmissione e sottrazione senza ammortizzazione. Al centro: ammortizzazione della pressione addominale. A destra: ammortizzazione della pressione vescicale.

5. La presenza di cambiamenti bruschi della pressione suggerisce lo spostamento del catetere rettale o vescicale. Possono uscire completamente, causando un drastico calo della lettura della pressione, o possono spostarsi in un'area di maggiore pressione, per esempio, quando il catetere intravescicale si sposta dalla vescica all'uretra. Devono essere riposizionati prontamente o cambiati se sono caduti in una zona non sterile.

Indicazioni

È consigliabile eseguire la cistomanometria quando si sospetta un'instabilità vescicale o un'incontinenza urinaria mista. La sua esecuzione è obbligatoria nei pazienti che non rispondono al trattamento abituale o per i quali si prenda in considerazione un trattamento invasivo.

Registrazioni:

- Parametri soggettivi: urgenza, dolore, stimoli alla minzione, altri sintomi (sudorazione, vertigini, ecc.).
- Parametri oggettivi: capacità massima, volumi con cui appaiono le diverse sensazioni, presenza o assenza di contrazioni involontarie del detrusore, volume al quale appare la prima contrazione, presenza di incontinenza con tosse o manovra di Valsalva, pressione del detrusore alla fine della fase di riempimento (Fig. 35).

Parametro considerato	Valore normale (ml)
Primo stimolo minzionale	150-200
Stimolo normale	350-400
Capacità cistometrica massima	450-500

Fig. 35 Registrazioni durante la cistometria

L'accomodazione vescicale, chiamata anche distensibilità o *compliance* (C), è definita come il cambiamento della pressione vescicale per un determinato cambiamento del volume (C = dV/dPVes). È espresso in ml/cm H2O. I valori normali sono superiori a 20 ml/cm H2O. Descrive la possibilità della vescica di aumentare il suo volume senza un aumento significativo della pressione intravescicale.

Durante la fase di riempimento vescicale non devono verificarsi contrazioni del detrusore. Qualsiasi aumento della PDet che si verifica spontaneamente o a seguito di un evento (tosse o cambiamento posturale, ecc.) è chiamata contrazione involontaria del detrusore.

L'**iperattività vescicale** o vescica iperattiva è una situazione in cui la vescica si contrae durante la cistomanometria. Esistono due tipi di iperattività:

- Iperreflessia vescicale: quando c'è evidenza oggettiva di una malattia neurologica (lesione del midollo spinale, ictus, malattia demielinizzante, ecc.). La contrazione involontaria durante il riempimento è dovuta ad alterazioni dei meccanismi di controllo neurologico.
- Instabilità vescicale: la presenza di contrazioni involontarie non è associata a disturbi neurologici, ma è idiopatica.

Pressione del punto di perdita

La pressione del punto di perdita è la pressione intravescicale, che coincide con la pressione alla quale si verifica l'incontinenza urinaria ad un determinato volume vescicale.

Tipi di pressioni del punto di perdita:

1. **Pressione del punto di perdita del detrusore o vescicale** (Detrusor Leak Point Pressure – DLPP): è la pressione minima di perdita dovuta alla contrazione del detrusore e misura la resistenza del meccanismo di chiusura dell'uretra alla pressione del detrusore come forza espulsiva. Viene utilizzato come fattore predittivo dell'evoluzione di un possibile

deterioramento del tratto urinario superiore, con un limite massimo di 40 cm di acqua.

2. **Pressione del punto di perdita di Valsalva o addominale** (Valsalva Leak Point Pressure – VLPP): è la pressione intravescicale a cui si verifica l'incontinenza a causa dell'aumento della pressione in assenza di contrazione del detrusore. È usato nella valutazione della competenza uretrale nell'incontinenza da sforzo. È stato dimostrato che pressioni del punto di perdita con tosse o Valsalva inferiori a 60 cm di acqua suggeriscono un certo grado di incompetenza uretrale intrinseca. Nei bambini e nei pazienti neurologici l'operatore può generare una pressione esterna sull'ipogastrio.

Studi di pressione-flusso

Misura simultaneamente la pressione vescicale e il flusso minzionale durante la minzione. Il suo obiettivo è quello di valutare l'esistenza o meno di un'ostruzione intravescicale, così come di distinguerla dalla diminuzione della contrattilità del detrusore. Valuta il flusso minzionale e la pressione vescicale esercitata per ottenere quel flusso. In condizioni normali, dovrebbero essere in grado di distinguere tra i pazienti con un basso flusso massimo secondario all'ostruzione e quelli il cui basso flusso massimo è il risultato di una diminuita contrattilità del detrusore. Questi studi possono anche aiutare a identificare i pazienti con ostruzione a pressione elevata e velocità di flusso normali. Le situazioni che possiamo incontrare sono:

- **Ostruzione intravescicale**: è diagnosticata attraverso uno studio in cui il flusso è basso nonostante una contrazione del detrusore con forza, durata e velocità sufficienti. Si definisce come la presenza di un basso flusso (<15 ml/s, e soprattutto <10 ml/s) con pressioni detrusoriali elevate (>40 cm H2O).
- **Detrusore ipoattivo**: un basso flusso massimo non corrisponde ad un'ostruzione del tratto di efflusso vescicale. Il detrusore ipoattivo si riferisce alla presenza di una PDet < 40 cm H2O con un basso flusso minzionale. Questa scarsa contrattilità del detrusore può essere dovuta a cause neurogene o ad una compromissione del detrusore causata da sovradistensione, invecchiamento o fibrosi del detrusore.

Normalmente non c'è un tempo di ritardo tra la pressione intravescicale e il flusso urinario. L'analisi dei dati dello studio flusso-pressione richiede che le registrazioni dei segnali di pressione e di flusso siano sincronizzate. Tuttavia, poiché il flusso viene registrato all'esterno dell'uretra, la registrazione presenta un tempo di ritardo, che è ulteriormente aumentato dalla distanza tra il meato uretrale esterno e il flussometro. Sappiamo anche che la nostra comprensione della dinamica dei cambiamenti del flusso urinario è ulteriormente limitata dalla risposta lenta della maggior parte degli uroflussometri. Quando si analizzano gli studi sul flusso-pressione, occorre considerare una correzione del tempo di ritardo del flusso tra 0,5 e 2 secondi, che può essere più importante quando ci sono rapidi cambiamenti di pressione e di flusso. Il tempo di ritardo tra la chiusura dell'uretra e la fine di qualsiasi registrazione del flusso urinario può essere molto più lungo, specialmente nell'ostruzione prostatica. Questo è il motivo per cui si raccomanda di utilizzare una terminologia più descrittiva per sincronizzare i valori di pressione e flusso, come la pressione detrusoriale a cui inizia il flusso al posto della pressione detrusoriale di apertura e la pressione detrusoriale a cui finisce il flusso al posto della pressione detrusoriale di chiusura.

Considerazioni aggiuntive

Durante la cistometria di riempimento è molto importante specificare e registrare i seguenti aspetti:

1. **Velocità di infusione**: si considera fisiologica la velocità di infusione quando è inferiore al risultato della divisione per quattro del peso corporeo del paziente in chilogrammi, espresso in ml/min; qualsiasi velocità di infusione più veloce è considerata non fisiologica (ed è usata come fattore scatenante di contrazioni involontarie).
2. **Temperatura del mezzo da infondere**, di solito soluzione salina fisiologica (temperatura ambiente o corporea). Un altro fattore scatenante è l'utilizzo di una soluzione fredda. È controindicato infondere a una temperatura superiore a quella corporea (36°C).

3. **Posizione del paziente** (supina, seduta o in piedi). Sdraiata per i bambini sotto i due anni d'età.
4. **Metodi usati per provocare l'iperattività detrusoriale** (velocità di infusione rapida, uso di un mezzo di infusione freddo, cambiamenti di posizione, lavaggio delle mani, tosse o spinta addominale, udire l'acqua che scorre).

ELETTROMIOGRAFIA (EMG)

L'elettromiografia è la registrazione dell'attività elettrica generata dal meccanismo di depolarizzazione cellulare risultante dalla stimolazione nervosa delle fibre muscolari striate. Gli elettrodi per la registrazione vengono posizionati nel muscolo elevatore dell'ano (Fig. 36). Oltre a fare la diagnosi di lesione neurologica, è utile anche per determinare l'esistenza di un'ostruzione funzionale del tratto urinario inferiore dovuta a dissinergia detrusore-sfintere. Deve essere sempre eseguita nei bambini.

La dissinergia detrusore-sfintere striato è definita come un aumento dell'attività elettromiografica dello sfintere periuretrale (elevatore) durante la contrazione del detrusore. Si tratta di un'alterazione fisiopatologica che può essere di origine neurogena (come nelle lesioni del midollo spinale) o di un comportamento minzionale acquisito (come nella sindrome di Fowler o di Hinman). Esistono due tipi di dissinergia: la dissinergia detrusore-collo vescicale (diagnosticata con esame radiologico) e la dissinergia detrusore-sfintere striato.

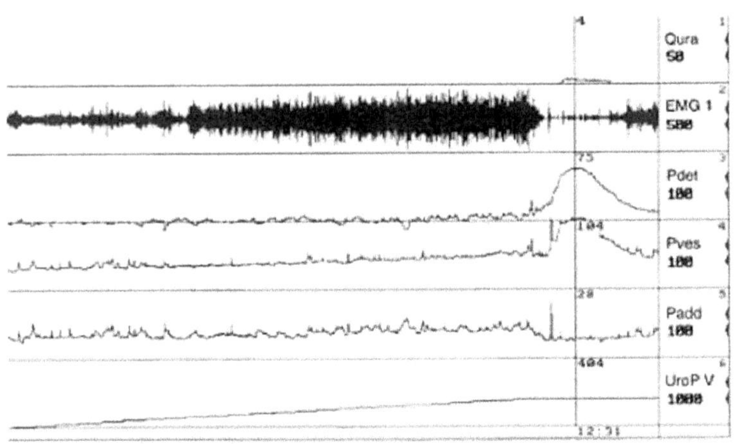

Fig. 36 Studio urodinamico che mostra un'ostruzione non neurogena

VIDEOURODINAMICA

Registra simultaneamente i parametri urodinamici descritti sopra, con un'immagine radioscopica dell'apparato urinario inferiore e la sua registrazione tramite video (Fig. 37). Mediante l'utilizzo di un contrasto radiologico come mezzo di riempimento, permette di osservare allo stesso tempo le pressioni e i dati di registrazione dello studio urodinamico, e l'immagine radiologica (una cistouretrografia). Gli studi videourodinamici sono molto utili nei pazienti con disfunzione neurogena vescico-ureterale in tre condizioni:

- diagnosi di dissinergia detrusore-collo vescicale;
- incompetenza del collo vescicale;
- valutazione delle ripercussioni di questa disfunzione neurogena sul tratto urinario superiore (reflusso vescico-ureterale).

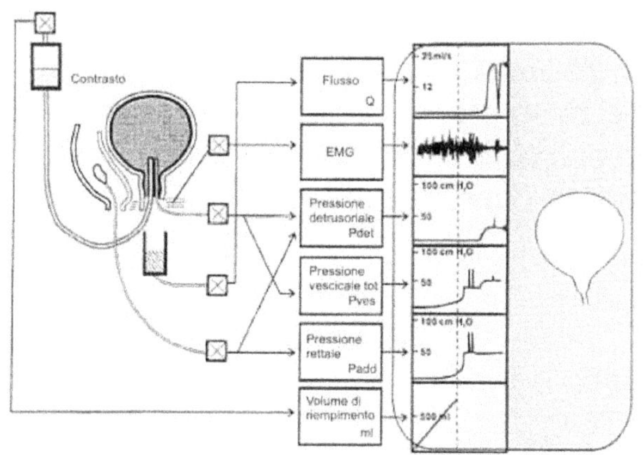

Fig. 37 Studio video-urodinamico[5]

[5] Adattato da *Urología de Campbell*, previa autorizzazione.

CONCLUSIONI

Gli studi urodinamici invasivi devono essere eseguiti solo con un'indicazione precisa, ossia solo dopo aver formulato una specifica «domanda urodinamica». Ci sono alcune raccomandazioni chiave per eseguirli:

- Un corretto studio urodinamico deve essere eseguito in modo interattivo con il paziente, stabilendo con lui/lei se i sintomi si siano riprodotti durante l'esame.
- Ci dovrebbe essere un'attenta e continua osservazione dei segnali man mano che si ottengono e una continua valutazione della correlazione tra di essi.
- Eventuali errori devono essere evitati o comunque corretti immediatamente, poiché è sempre difficile e spesso impossibile correggerli durante un'analisi retrospettiva.
- Se un paziente presenta un prolasso, la funzione vescico-uretrale dovrebbe essere valutata dopo la sua correzione.

BIBLIOGRAFIA

1. *Estandarización y control de calidad en los estudios urodinámicos.* Valdevenito JP. Rev Hosp Clín Univ Chile. 2012; 23: 123 – 33.
2. *The standardisation of terminology in lower urinary tract function.* Abrams P, Cardozo L, Fall M, Griffiths D, Rosier P, Ulmsten U et al. Neurourol Urodyn 2002; 21: 67-78.

3. *Good urodynamic practices: uroflowmetry, filling cystometry, and pressure-flow studies*. Schäfer W, Abrams P, Liao L, Mattiasson A, Pesce F, Spangberg A et al. Neurourol Urodyn 2002; 21:261-74.
4. *Basic principles of urodynamic measurements*. Drinnan M, Griffiths C, Hosker G. Regional Medical Physics Department. Freeman Hospital, Newcastle Upon Tyne, United Kingdom 2004.
5. *Trastornos funcionales de la vejiga*. Taracena Lafuente JM, Castro Díaz DM, Rodríguez Hernández P. 2007. En: El Libro del Residente de Urología, pp 1033-1051. ISBN: 978-84-690-6045-2.
6. *El estudio urodinámico*. Plata Salazar M, Torres Castellanos L. Urol Colomb. 2014; 23(2):128-139.
7. *Voiding dysfunction and urodynamic abnormalities in elderly patients*. Gomes Cristiano M., Arap Sami, Trigo-Rocha Flávio E.. Rev. Hosp. Clin. 2004 ; 59(4): 206-215.

CAPITOLO 4: TRATTAMENTO DELL'INCONTINEZA URINARIA

Il trattamento dell'incontinenza urinaria può essere medico, chirurgico o palliativo con dispositivi (o una combinazione di questi). Al momento della scelta bisogna tener conto di alcuni principi di base. La scelta sarà condizionata, soprattutto nei pazienti neurologici, dalla prognosi della malattia, dalle limitazioni fisiche e mentali individuali, dalla motivazione del paziente e dalle possibilità di collaborazione della famiglia.

1. Il primo passo nel tentativo di correggere l'incontinenza è quello di utilizzare **accorgimenti igienico-dietetici, tecniche per modificare il comportamento e fisioterapia del pavimento pelvico**. Questo implica fornire informazioni di auto-aiuto al paziente in una forma che può capire e attuare.

2. Il secondo passo è l'uso di **farmaci**.

3. In terzo luogo, esistono **alternative terapeutiche** da prendere in considerazione e che è necessario promuovere **da un punto di vista multidisciplinare coordinato: tecniche supervisionate per modificare il**

comportamento, ***biofeedback*****, fisioterapia supervisionata del pavimento pelvico, elettrostimolazione funzionale periferica e neuromodulazione**. È importante la corretta gestione dei farmaci e dei trattamenti palliativi, così come la conoscenza dell'esistenza di alternative che richiedono la **chirurgia**. Non si deve eseguire l'urodinamica prima di aver attuato un trattamento conservativo (non chirurgico).

ACCORGIMENTI IGIENICO-DIETETICI

di Noelia Ferreira e Jorge Clavijo

Occorre offrire il *retraining* vescicale per un minimo di 4-6 settimane come trattamento di prima linea per i pazienti con IU da urgenza o mista. Questo comporta:

- Alimentazione e idratazione: è semplice buon senso che le persone incontinenti debbano cercare di controllare i liquidi che assumono per produrre un'adeguata diuresi. L'eccessiva formazione di urina aumenta l'incontinenza. Allo stesso modo, devono evitare cibi e bevande con un effetto diuretico, come alcol, caffè, tè e altre bevande con caffeina. Ai pazienti che hanno un BMI superiore a 30 si consiglierà di perdere peso.
- Distribuzione oraria: le persone che soffrono di incontinenza devono cercare di distribuire l'assunzione di liquidi, bevendo di più al mattino per ridurre i liquidi nel pomeriggio e la sera, per fare in modo che la formazione di urina non subisca grandi oscillazioni.
- Svuotamento della vescica con una frequenza adeguata: questo accorgimento permette ai pazienti di controllare meglio le perdite urinarie mantenendo la vescica al giusto volume per evitare l'incontinenza, sia da iperattività che da sforzo. Alle donne con iperattività detrusoriale, per ridurre la frequenza della minzione e il numero degli

episodi di incontinenza, viene raccomandato di uscire di casa con la vescica vuota, facendo attenzione a non assumere liquidi in eccesso fino al loro ritorno, soprattutto in mancanza di un accesso rapido e garantito ai bagni. Per i pazienti con deterioramento cognitivo, occorre organizzare la minzione programmata e/o a comando, ove possibile.

- Diari minzionali: sono di straordinario aiuto come *feedback* mirato a rendere il paziente più consapevole degli accorgimenti igienico-dietetici, in quanto riflettono il volume e gli orari della minzione, eventuali episodi di urgenza, perdite involontarie di urina, orario e volume dei liquidi ingeriti, tipi di protezione usati (assorbenti, ecc.). Devono essere compilati prima della prima visita (o immediatamente dopo) e dopo ogni intervento nella gestione dell'incontinenza, così come i questionari (ICIQ, ecc.).
- Adeguata igiene corporea e adeguamento architettonico dell'ambiente e dell'alloggio, in pazienti con limitazioni.
- Correzione dei fattori di rischio modificabili: obesità, irritanti vescicali (caffeina, alcol, ecc.), farmaci, comorbilità, fumo, ecc.

In generale, si consiglia di: aumentare le fibre nella dieta per evitare la stitichezza, limitare i liquidi nelle ore serali, evitare le sostanze irritanti per la mucosa vescicale (caffè, tè, alcol, cibi piccanti, ecc.), e aumentare l'attività fisica.

BASI FARMACOLOGICHE DEL TRATTAMENTO

Disponiamo di farmaci che producono rilassamento vescico-uretrale, ognuno dei quali viene utilizzato in base all'obiettivo terapeutico perseguito. La minzione e la continenza sono spiegate dall'interazione reciproca simpatico-parasimpatica. La fase di riempimento vescicale è una fase simpatica, in cui lo stimolo alfa-adrenergico nel collo vescicale produce contrazione dello stesso e continenza, mentre l'attività beta-adrenergica nel corpo vescicale induce il rilassamento e l'adeguamento al riempimento. Lo svuotamento vescicale è una fase parasimpatica, in cui lo stimolo colinergico provoca la contrazione del detrusore, mentre il meccanismo di chiusura dell'uretra si rilassa per inibizione della trasmissione simpatico-adrenergica (Fig. 38).

FARMACO	DOSE	EFFETTI
Oxibutinina	5-10 mg / 8 ore per bocca	Rilassamento del detrusore; anestetico locale
Tolterodina	2 mg / 12 ore	Rilassamento del detrusore
Solifenacina	5-10 mg / giorno	Rilassamento del detrusore
Fesoterodina	4-8 mg / giorno	Rilassamento del detrusore
Trospio cloruro	20-30 mg / 12 ore	Rilassamento del detrusore
Flavoxato	200 mg / 6 ore	Rilassamento del detrusore

Imipramina	25 mg / 8 ore	Rilassamento del detrusore; chiusura del collo vescicale; aumento del tono dello sfintere striato
Duloxetina	80 mg / giorno	Chiusura del collo vescicale; aumento del tono dello sfintere striato
Desmopressina	0,2-0,4 mg / giorno	Antidiuretico
Mirabegron	50 mg / giorno	Rilassamento del detrusore
Propantelina bromuro	15 mg / 6 ore	Rilassamento del detrusore
Darifenacina	7,5 a 15 mg / giorno	Rilassamento del detrusore

Fig. 38 Farmaci usati nell'incontinenza, con il loro meccanismo d'azione e le dosi consigliate negli adulti.

A livello concettuale, possiamo distinguere tre gruppi di farmaci utili nel trattamento dell'incontinenza:

- Farmaci che diminuiscono l'attività del detrusore (anticolinergici, beta-stimolanti).
- Farmaci che aumentano la resistenza uretrale (alfa-stimolanti).
- Farmaci che aumentano il trofismo vaginale e il numero di recettori a livello dell'uretra e del collo vescicale (estrogeni, specialmente intravaginali).

A differenza di altri organi (come accade per il cuore), per cui esistono farmaci organo-specifici che agiscono praticamente solo su di essi e ne correggono le alterazioni funzionali con pochi effetti collaterali, non esistono farmaci che agiscano esclusivamente sulla vescica e l'uretra. Questo significa che i farmaci che usiamo nel trattamento dei disturbi della funzione vescicale agiscono anche su altri organi e apparati e possono avere effetti collaterali che possono variare da lievi a gravi.

INCONTINENZA URINARIA DA URGENZA

di Martin Varela e Jorge Clavijo

L'obiettivo del trattamento dell'iperattività vescicale è ottenere una vescica che sia in grado di distendersi senza contrarsi durante il riempimento e che sia dotata di una buona capacità. Anche se questo ideale è occasionalmente raggiungibile, in alcune persone si otterrà solo una riduzione della frequenza della minzione e una diminuzione del numero di episodi di incontinenza, il che ha in ogni caso un impatto significativo sulla loro qualità della vita. Prima di trattare l'iperattività è necessario determinare la sua origine, escludere la patologia neurologica, escludere patologie organiche vescicali, come neoplasia, litiasi, infezioni e cistopatie, o patologie ano-rettali o ginecologiche (atrofia) che possono essere la causa dell'iperattività e devono essere trattate in modo specifico.

Una volta stabilita una diagnosi corretta ed esclusa una patologia organica che richieda un trattamento specifico, disponiamo di diverse alternative di trattamento per la vescica iperattiva: accorgimenti igienico-dietetici, trattamento farmacologico, rieducazione vescicale e perineale (tecniche per modificare il comportamento, fisioterapia, *biofeedback*, elettrostimolazione, neuromodulazione) e trattamento chirurgico. Infine, esistono trattamenti palliativi (collettori penieni, sacche di raccolta delle urine, cateteri e assorbenti) per tutti quei pazienti che non rispondono alle misure conservative e per i quali

– per ragioni di età, comorbilità o condizioni generali – non sono indicate procedure più invasive. Questi dispositivi mantengono il paziente asciutto, evitando che l'urina entri in contatto con la pelle e le conseguenti lesioni dermatologiche, e allo stesso tempo permettono l'integrazione sociale dell'individuo. Il piano di trattamento deve seguire una serie di fasi terapeutiche, dalla gestione più conservativa a quella più invasiva, tenendo sempre conto dell'individualizzazione che deve essere effettuata per ogni paziente.

Fasi terapeutiche

Fasi terapeutiche nell'iperattività del detrusore:

- Accorgimenti igienico-dietetici.
- Tecniche di modifica del comportamento: minzione programmata.
- Fisioterapia: esercizi per i muscoli pelvici.
- Farmaci.
- *Biofeedback*.
- Elettrostimolazione.
- Neuromodulazione:
  - Periferica: stimolazione del nervo tibiale.
  - Centrale (elettrodi impiantabili): stimolazione delle radici sacrali.
- Chirurgia: iniezione di tossina botulinica di tipo A; ampliamento vescicale; diversioni esterne.
- Trattamenti palliativi: a qualsiasi livello e in base a preferenze e comorbilità del paziente.

Riabilitazione perineale con la fisioterapia

Il trattamento consiste in una serie di tecniche volte, da un lato, a sviluppare e rafforzare i muscoli pelvici e, dall'altro, a modificare le abitudini di minzione della persona favorendo l'autocontrollo del ciclo di continenza-minzione. Include esercizi pelvici supervisionati (Kegel) per almeno 3 mesi (Fig. 39).

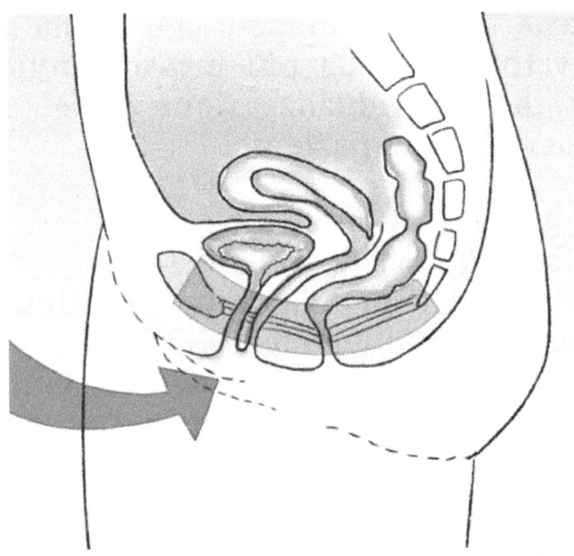

Fig. 39 Esercizi per i muscoli pelvici[6]

Trattamento farmacologico

Gli anticolinergici sono i farmaci più comunemente usati nel trattamento dell'iperattività del detrusore. Poiché la contrazione vescicale è mediata dall'acetilcolina, l'inibizione dei recettori colinergici post-gangliari nella muscolatura liscia della vescica porta al rilassamento del detrusore. I recettori muscarinici sono ampiamente distribuiti in diversi organi, il che spiega alcuni effetti collaterali che si

[6] Immagine modificata da *wikihow.com.*

verificano con la somministrazione di anticolinergici, i più frequenti sono secchezza delle fauci e costipazione; è inoltre possibile l'offuscamento della vista. Sono controindicati in alcune malattie come: glaucoma ad angolo chiuso, megacolon, *miastenia gravis* o tachicardia non trattata. Possono anche causare un aumento dell'urina residua, soprattutto se c'è una concomitante ostruzione intravescicale, più frequente negli uomini con iperattività secondaria all'ostruzione dovuta all'iperplasia prostatica, e un po' meno frequente nelle donne.

Ad eccezione di quelli che non attraversano la barriera ematoencefalica (Trospio), sono controindicati nei pazienti con deterioramento cognitivo. Gli agenti anticolinergici diminuiscono la capacità contrattile del detrusore, aumentano la capacità vescicale e quindi riducono la frequenza della minzione e gli episodi di urgenza e incontinenza. Tuttavia, il miglioramento di questi sintomi attribuibili alla vescica iperattiva non avviene immediatamente, poiché la modifica delle abitudini minzionali costituisce un processo di tipo graduale. La risposta a questi farmaci dovrebbe pertanto essere valutata dopo un periodo minimo di 3-6 settimane. L'azione specifica degli anticolinergici nei pazienti con vescica neurogena deve essere sottolineata, specialmente in quelli con iperattività (iperreflessia) associata a dissinergia. Nella dissinergia, si sviluppano alte pressioni intravescicali per ottenere la minzione, che possono danneggiare irreversibilmente il tratto urinario superiore: producendo alte pressioni intravescicali durante la minzione, causano ureteroidronefrosi e insufficienza renale. Per i pazienti ad alto rischio di danno renale (PVes > 40 cm H2O), l'uso di anticolinergici (o altri meccanismi di rilassamento del detrusore) è obbligatorio, in associazione al cateterismo intermittente per lo svuotamento vescicale. Nessun anticolinergico si è dimostrato più efficace rispetto agli altri, tuttavia possono avere effetti collaterali un po' diversi e alcuni possono essere meglio tollerati di altri dallo stesso paziente. Come per altri tipi di farmaci, può essere necessario provarne diversi fino a trovare quello con il migliore rapporto tra efficacia ed effetti collaterali per lo specifico caso di quel paziente.

La valutazione del paziente in merito al beneficio degli anticolinergici mostra:

- 15% nessun beneficio;
- 35% beneficio minimo;
- 45% beneficio significativo.

Il farmaco Mirabegron (beta-adrenergico) deve essere usato con cautela nei pazienti con aritmie.

Neuromodulazione

La neuromodulazione periferica consiste nella **stimolazione del nervo tibiale posteriore** o nervo pudendo (Stoller's Afferent Nerve Stimulation – **SANS**; o anche Stimolazione Percutanea del Nervo Tibiale Posteroriore – **PTNS**) (Fig. 40). Questo stimola i centri midollari (per via afferente) ottenendo una risposta inibitoria sulla contrazione vescicale (per via efferente). Occorre eseguire da 1 a 3 sessioni settimanali per un periodo da 4 a 12 settimane. In caso di risultato positivo, si eseguiranno da 1 a 2 sessioni mensili di mantenimento. Ogni sessione dura dai 20 ai 40 minuti.

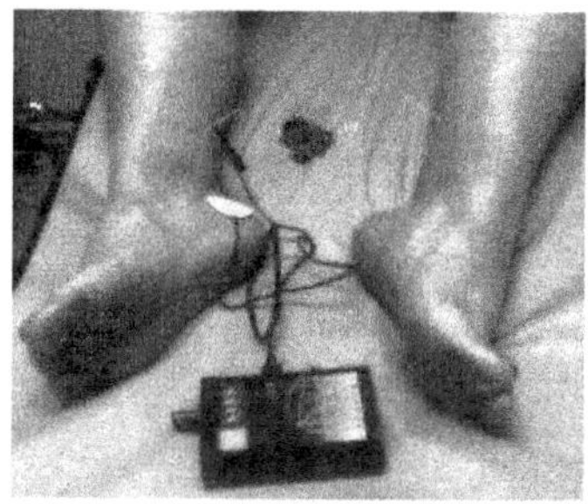
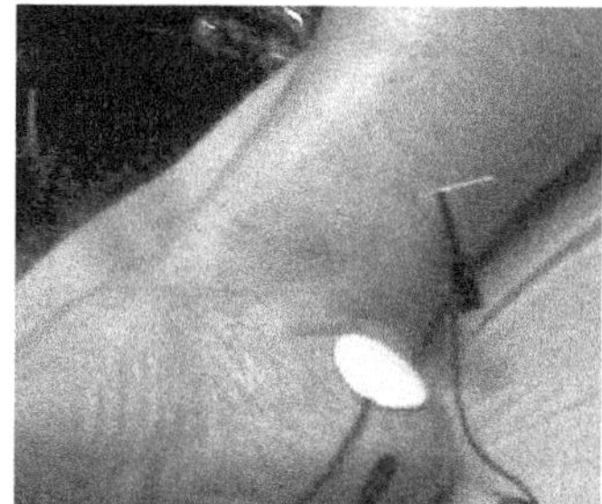

Fig. 40 Stimolazione del nervo tibiale posteriore

Se l'incontinenza urinaria è causata dall'iperattività del detrusore, questa può migliorare con la **stimolazione delle radici sacrali**, ossia con l'inserimento permanente di uno stimolatore impiantato e collegato alle radici nervose sacrali che controllano la vescica (Fig. 41). Il meccanismo d'azione è simile a quello della stimolazione periferica.

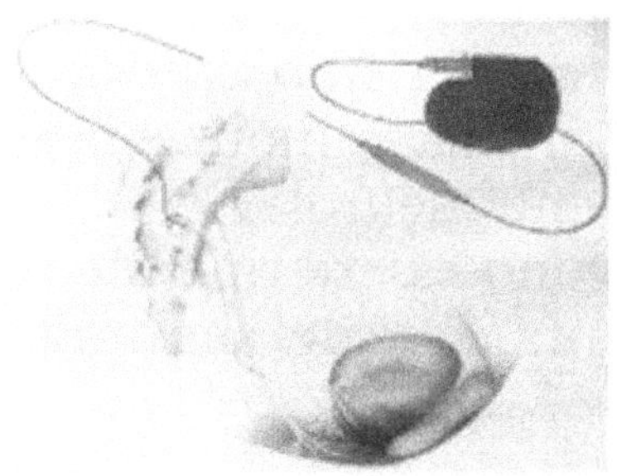
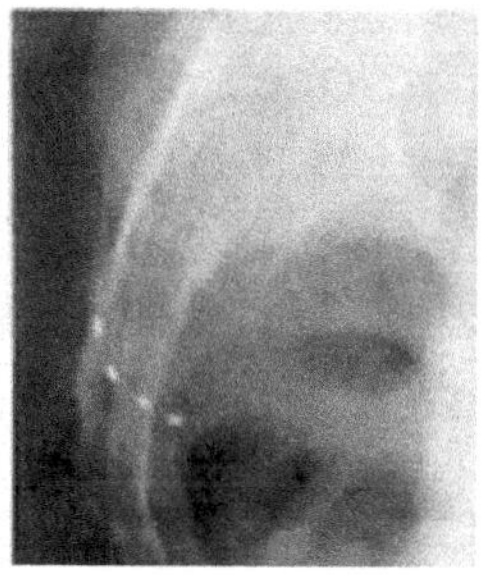

Fig. 41 Stimolatore impiantato (schema e radiografia)

Trattamenti endovescicali

In caso di pazienti refrattari al trattamento orale, viene usata la tossina botulinica, da somministrare sotto forma di iniezioni nel muscolo detrusore attraverso un cistoscopio (Fig. 42). Questo è il trattamento iniziale di prima scelta per i pazienti neurologici con vescica iperreflessica.

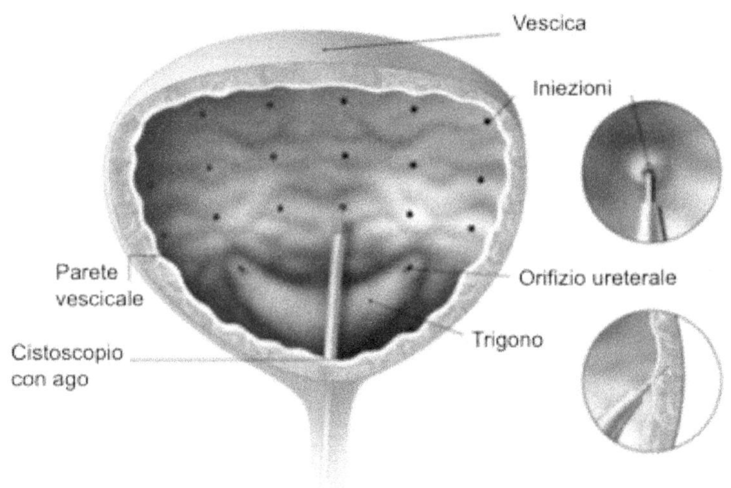

Fig. 42 Iniezione di tossina botulinica A nella vescica.

Vanno considerate 100 unità di tossina botulinica A per i pazienti che preferiscono una dose con una minore probabilità di cateterismo intermittente e accettano la possibilità di una minore efficacia (non neurologici). Per i pazienti neurologici si useranno 200 UI. Le iniezioni devono essere ripetute ogni 6-12 mesi, in base alla ripresentazione dei sintomi.

Trattamento chirurgico

Il trattamento chirurgico dell'iperattività detrusoriale è riservato a quei pazienti per i quali le precedenti fasi terapeutiche hanno fallito, specialmente quando l'origine del disturbo è neurologica. La chirurgia mira a ridurre la pressione intravescicale e ad aumentare la capacità vescicale, sia per mezzo dell'interruzione nervosa (usata raramente) sia per mezzo di una plastica di ampliamento vescicale. Il tipo più comune di plastica è l'enterocistoplastica, che utilizza l'ileo distale detubularizzato come *patch* nella vescica aperta a forma di U (Fig. 43).

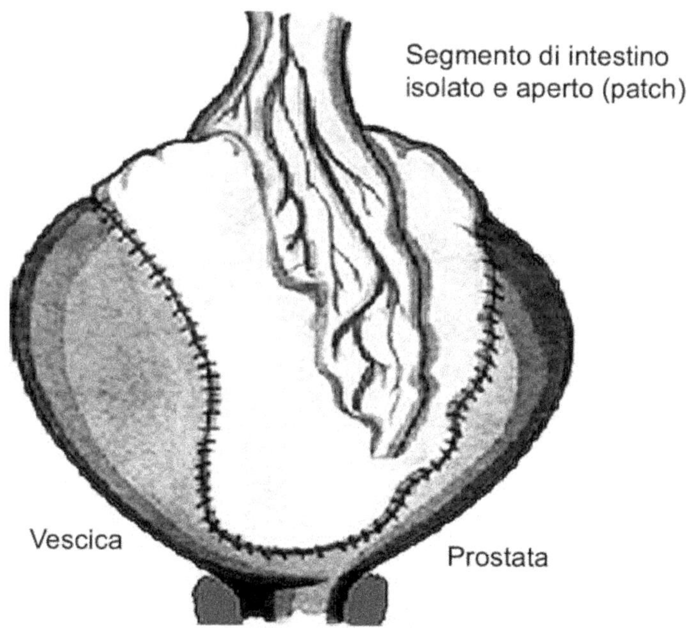

Fig. 43 Ileocistoplastica con patch

INCONTINENZA URINARIA DA SFORZO

di Edgardo Castillo, Fernando Craviotto e Jorge Clavijo

A differenza dell'incontinenza da urgenza, in cui il trattamento è generalmente farmacologico, nell'incontinenza da sforzo la riabilitazione e la chirurgia sono strumenti importanti per la risoluzione del problema. Gli accorgimenti igienico-dietetici e il trattamento farmacologico nella maggior parte dei casi non sono in grado di risolvere da soli il problema in modo totale.

Tra i farmaci che sono stati utilizzati nell'incontinenza da sforzo ci sono quelli che aumentano la resistenza uretrale, con scarsi risultati nella maggior parte degli studi effettuati. Attualmente, non sono praticamente prescritti a causa degli effetti collaterali che causano. Sono farmaci il cui meccanismo d'azione è la stimolazione alfa-adrenergica, come efedrina, fenilefrina e fenilpropanolamina. Una menzione speciale merita la duloxetina, di provata efficacia nell'incompetenza del meccanismo di chiusura uretrale. La duloxetina può essere offerta come trattamento di seconda linea (al posto della chirurgia) o ai pazienti che non sono candidati o non vogliono sottoporsi alla chirurgia.

Esistono altri metodi palliativi, come i dispositivi occlusivi intravaginali, che sollevano il collo vescicale contro la sinfisi pubica, migliorando così la continenza, o i dispositivi intrauretrali (micro-tamponi), anche se il loro uso non è diffuso, a causa dei loro scarsi risultati pratici.

Le compressioni del pene negli uomini con incontinenza da sforzo (o continua) a seguito di interventi di chirurgia pelvica (ad esempio con pinze peniene) non sono una soluzione soddisfacente o adeguata a medio o lungo termine. Il trattamento è anche di tipo chirurgico, con modifiche delle tecniche descritte più avanti.

Riabilitazione perineale

Il trattamento riabilitativo consiste in una serie di tecniche volte, da un lato, a sviluppare e rafforzare la muscolatura pelvica e, dall'altro, a modificare le abitudini di minzione della persona, favorendo il suo autocontrollo del ciclo continenza-minzione. Le tecniche di base utilizzate nella rieducazione perineale sono descritte di seguito:

1. **Fisioterapia**: consiste in una serie di esercizi per i muscoli pelvici (esercizi di Kegel), con i quali si mira a rafforzare questa muscolatura, oltre ad insegnare alla paziente come usarla in modo corretto. Nei disturbi della statica pelvica (prolasso), questi esercizi rafforzeranno il sistema di sostegno e garantiranno la protezione durante gli sforzi addominali o le situazioni di rischio. L'obiettivo è quello di ottenere l'inibizione riflessa della vescica attraverso la contrazione perineale volontaria, la continenza attiva durante lo sforzo (attivazione del meccanismo di chiusura uretrale) e il riposizionamento del collo vescicale e dell'uretra prossimale nella zona di pressione intrapelvica con un adeguato supporto per la compressione.

I programmi di allenamento muscolare consistono nelle seguenti fasi:

- Informare il paziente. Questo viene fatto con l'aiuto di immagini, fotografie, disegni o modelli, per spiegare al paziente la fisiopatogenesi dell'incontinenza urinaria, l'importanza di una muscolatura perineale in buone condizioni e la sua situazione anatomica, trasmettendo la necessità della loro collaborazione e dedizione durante la terapia e poi nel mantenimento.
- Identificare la contrazione del muscolo elevatore dell'ano. Consiste nell'insegnare al paziente a contrarre correttamente il muscolo elevatore dell'ano. Alcune delle strategie (tutte durante la contrazione perineale) che possiamo usare per questo sono: contrazione anale (come cercare di evitare il passaggio di gas), interruzione del flusso di urina (manovra para-fisiologica), palpazione vaginale, visualizzazione perineale in uno specchio, palpazione del centro fibroso del perineo, oppure osservazione del movimento di una sonda a palloncino posizionata all'interno della vagina.
- Terapia attiva. Una volta che il paziente è in grado di riconoscere e isolare la contrazione perineale, l'allenamento deve essere effettuato a casa seguendo tappe sempre più complesse come: lavoro attivo del perineo da sdraiati, modificando la posizione in seduta-accovacciata-alzata; contrazione perineale associata a esercizi di altri gruppi

muscolari; chiusura perineale su sforzo e attività quotidiane.

- Mantenimento. Consiste nell'incorporare questi esercizi nella vita quotidiana del paziente, dato che i risultati ottenuti nelle fasi precedenti possono scomparire 10-20 settimane dopo la sospensione degli esercizi. In generale, raccomandiamo un programma di esercizi di riabilitazione dei muscoli pelvici a casa. Questo dovrebbe essere mantenuto per almeno 6 mesi, con uno schema di contrazioni lente e veloci in sequenze di 10, intervallate, per 15 minuti e due volte al giorno (preferibilmente al momento di andare a letto e al risveglio).

2. ***Biofeedback***: utilizzato per monitorare gli esercizi del pavimento pelvico, rendendone l'individuo consapevole, in modo che possa correggere l'uso della muscolatura antagonista durante questi esercizi.

3. **Elettrostimolazione**: si basa sulla stimolazione elettrica dei muscoli pubococcigei (muscolo elevatore dell'ano) per mezzo di elettrodi anali, vaginali o perineali, migliorando il trofismo delle fibre muscolari sfinteriche, dimostrandosi utile nell'incontinenza urinaria da sforzo e nell'iperattività detrusoriale idiopatica, **quando il paziente non riesce a raggiungere un'adeguata contrazione spontanea** (Fig. 44).

La stimolazione elettrica e/o il *biofeedback* dovrebbero essere presi in considerazione solo nei pazienti che non possono contrarre attivamente i muscoli del pavimento pelvico per aiutare la motivazione e l'aderenza al trattamento.

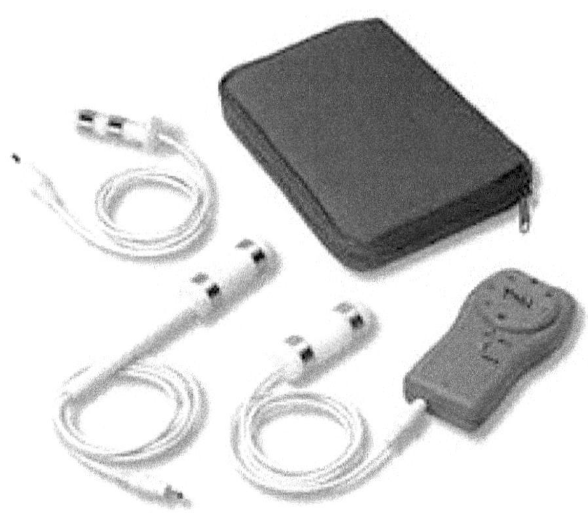

Fig. 44 Dispositivi per l'elettrostimolazione

4. **Tecniche per modificare il comportamento**: alcune di queste sono la programmazione della minzione (registrazione quotidiana dell'attività di minzione del paziente), allarmi per segnalare il letto bagnato (sensori attaccati alla biancheria o alle lenzuola, che quando si bagnano svegliano il paziente – utilizzati nell'enuresi), tecniche di rilassamento (yoga, meditazione, digitopressione).

Trattamento chirurgico

La chirurgia è il trattamento più efficace per l'incontinenza urinaria da sforzo. A seconda del meccanismo di produzione dell'incontinenza e del difetto anatomico associato, esistono diverse tecniche per la sua correzione.

1. **Correzione per via addominale**: sospensione del collo vescicale per via aperta o laparoscopica per mezzo di suture ancorate a elementi ossei o legamentosi. Ad esempio: colpososospensione (Burch, ecc.) sub o transperitoneale (Fig. 45).

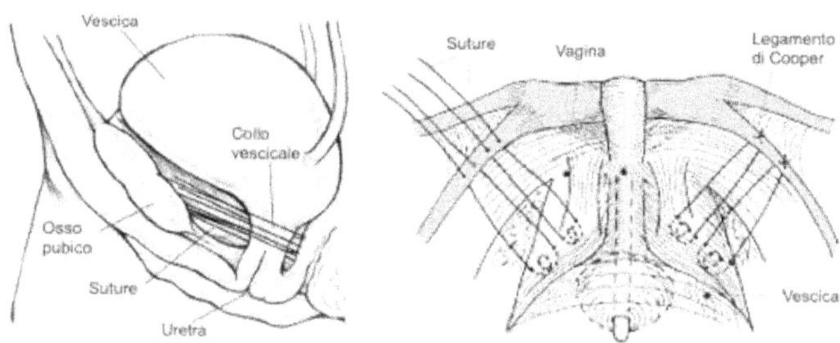

Fig. 45 Tecnica di Burch (vista laterale e superiore)

2. **Sospensione per via vaginale**: l'uretra viene sospesa da suture che vengono trasferite alla regione sovrapubica mediante aghi (es: Gittes, Raz, Pereyra, Stamey). Si tratta di tecniche ad uso molto selettivo.

3. **Con benderelle (*sling*)**: consiste nell'uso di benderelle sub-uretrali che forniscono supporto all'uretra media senza esercitare tensione. Attualmente, queste sono le tecniche più utilizzate, le più popolari sono TVT (Tension-free Vaginal Tape), TOT (TransObturator Tape) e la *sling* ad incisione singola (chiamata anche *minisling*) (Fig. 46).

Si tratta di tecniche semplici, relativamente sicure e a basso costo che possono essere eseguite in anestesia locale, il che significa una breve permanenza in ospedale e un rapido ritorno al lavoro per il paziente. I risultati funzionali sono simili tra loro, con un alto tasso di cura/continenza a lungo termine (> 70%). Le differenze tra queste tecniche risiedono fondamentalmente nell'approccio chirurgico e nel materiale utilizzato in ciascuna di esse. **Attualmente c'è una tendenza ad usare materiali autologhi per le benderelle a causa delle complicazioni a lungo termine provocate dai materiali sintetici (*mesh*).**

La benderella viene sospesa e fissata ad un supporto osseo o legamentoso attorno all'uretra. Nella costruzione delle benderelle si utilizzano molti materiali: materiali autologhi (fascia lata, aponevrosi del retto anteriore, *patch* vaginali, ecc.) (Fig. 47) e materiali sintetici.

Negli uomini, le benderelle vengono posizionate per via retro-scrotale, comprimendo l'uretra bulbare.

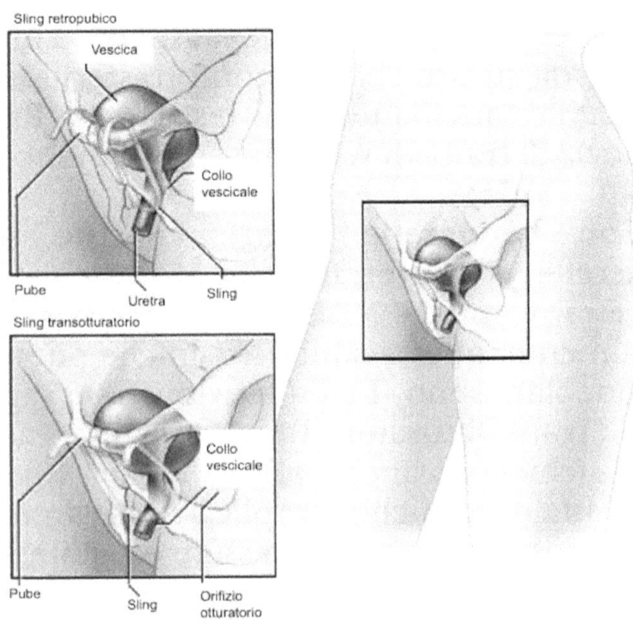

Fig. 46. Benderelle (*sling*) suburetrali

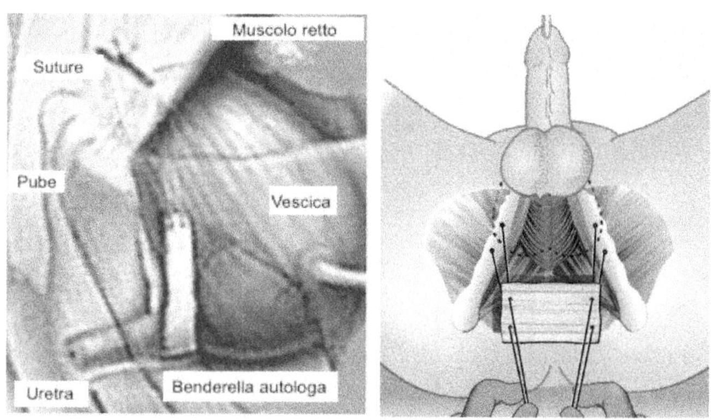

Fig. 47 Benderella con *patch* di tessuto autologo (del paziente stesso)

4. Iniezioni peri-uretrali: mirano a creare un meccanismo occlusivo periuretrale che aumenta la resistenza del meccanismo di chiusura mediante iniezione sottomucosa di agenti inerti (Fig. 48). Vengono usati diversi materiali, come destranomero, acido ialuronico, grasso autologo, *teflon*, silicone, collagene, carbone pirolitico, ecc. Si tratta di una tecnica poco invasiva, semplice, ma con scarsi risultati a lungo termine, e che richiede dunque un nuovo trattamento, con il costo economico come principale svantaggio.

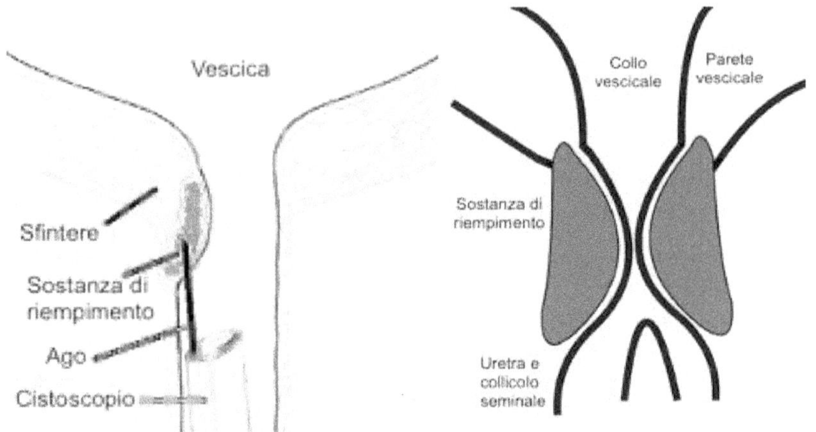

Fig. 48 Iniezioni peri-uretrali

Gli agenti intramurali per aumentare il volume (silicone, sfere rivestite di zirconio, carbonio o copolimero di acido ialuronico/destrano) dovrebbero essere considerati per il trattamento dell'IU da sforzo se il trattamento precedente è risultato inefficace. I pazienti devono essere informati in merito ai seguenti casi:

- Possono essere necessarie ripetute iniezioni per ottenere i risultati.
- L'efficacia diminuisce nel tempo.
- L'efficacia è inferiore a quella delle benderelle sintetiche o autologhe.

Un metodo alternativo di iniezione è per via **sovrapubica**, inserendo il cistoscopio attraverso la guaina di collocazione del catetere sovrapubico (Fig. 49).

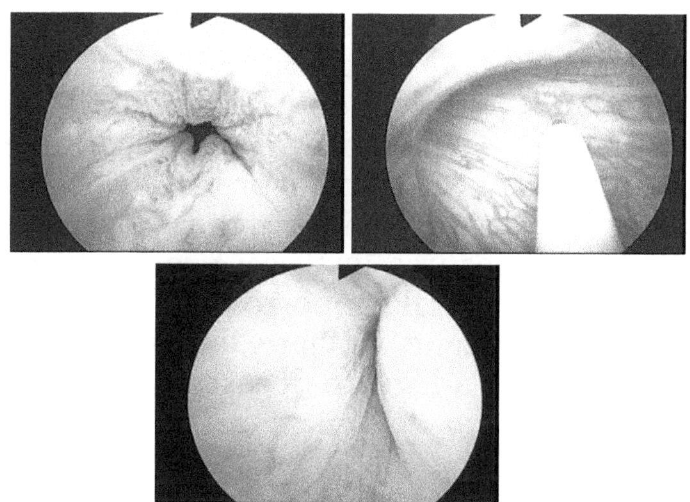

Fig. 49 Iniezione sovrapubica (Suprapubic Urethral Sphincter Injection Treatment – SUSIT)

5. **Sfintere urinario artificiale**: richiede che i pazienti siano capaci e responsabili della sua corretta gestione. È indicato in alcuni pazienti neurologici, nell'incontinenza urinaria dovuta a incompetenza uretrale iatrogena, ed eccezionalmente nell'incontinenza urinaria da sforzo nel caso di donne per cui le precedenti alternative si sono rivelate inefficaci. Consiste in una cuffia cilindrica (detta anche bracciale o manicotto) gonfiabile che viene posizionata all'esterno dell'uretra o del collo vescicale; queste strutture vengono uniformemente occluse riempiendole di liquido da un serbatoio normalmente situato nello spazio retropubico detto spazio (o grotta) di Retzius (Fig. 50). Il sistema viene completato da una pompa che il paziente può azionare a piacimento per lo svuotamento della vescica, posizionata all'interno dello scroto o del *labium majus*.

È stato dimostrato che i *team* che eseguono un numero sufficiente di operazioni per mantenersi «in allenamento» conseguono i migliori risultati nel trattamento chirurgico dell'incontinenza. Si raccomanda un carico di lavoro annuale di almeno 20 casi per l'IU da sforzo. I *team* che eseguono meno di 5 casi all'anno per una qualsiasi procedura dovrebbero eseguirla solo con il supporto della direzione tecnica; altrimenti è meglio rinviare il paziente a un centro con un numero adeguato di casi annuali.

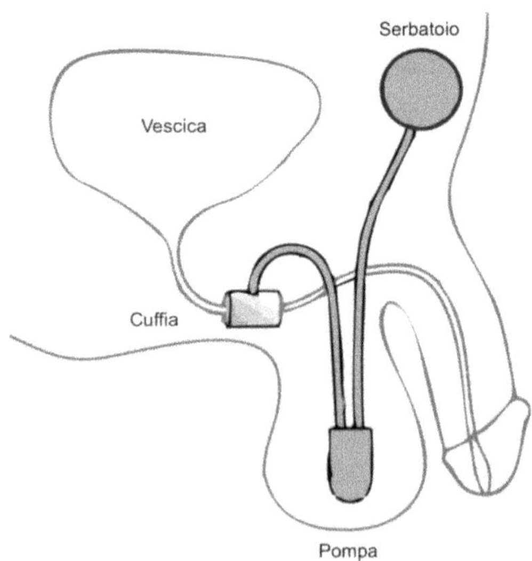

Fig. 50 Sfintere urinario artificiale (vista laterale)

INCONTINENZA URINARIA MISTA

L'IU mista è definita come la perdita involontaria di urina associata all'urgenza e anche allo sforzo di tossire o starnutire. Questo implica la coesistenza sia dell'incontinenza urinaria da sforzo (IUS) che dell'incontinenza urinaria da urgenza (IUU).

Per quanto riguarda il trattamento, è consigliabile iniziare con provvedimenti di natura igienica, dietetica e comportamentale e poi aggiungere, se necessario, un trattamento farmacologico da mantenere per diverse settimane. Dopo questo periodo di tempo, il paziente sarà rivalutato per osservare il contributo di ogni meccanismo (iperattività del detrusore o inefficacia del meccanismo di chiusura dell'uretra). Se l'incontinenza rimane lieve, verrà proposto un trattamento di riabilitazione dei muscoli pelvici, mentre se è grave, verrà proposta una correzione chirurgica.

ENURESI

di Wilson Chiva, Levin Martínez, Analía Galván e Jorge Clavijo

L'enuresi è definita come la minzione involontaria che si verifica durante il sonno ad un'età e una frequenza socialmente non accettabili.

Viene gestita nelle cure primarie per via dell'accessibilità e della possibilità di conoscere meglio la famiglia, trovandosi in una posizione privilegiata per individuare precocemente l'enuresi e trattarla al momento opportuno. L'obiettivo è quello di evitare ripercussioni negative sul bambino o sulla famiglia, grazie alla tempestiva identificazione dei casi con un'evoluzione negativa (che saranno poi indirizzati ad un altro livello di cura).

Il tipo più frequente è l'enuresi primaria monosintomatica, che presenta una diagnosi semplice con un'anamnesi specifica per questo problema. L'esame viene eseguito normalmente e l'unico test imprescindibile è il diario minzionale. L'allarme per l'enuresi e la desmopressina sono gli unici trattamenti disponibili che si siano dimostrati efficaci e sicuri.

Il concetto di enuresi varia a seconda dei parametri di riferimento, il che porta a una confusione terminologica e a volte rende difficile confrontare gli studi epidemiologici o i risultati dei trattamenti.

Anche se c'è un accordo generale tra le diverse società scientifiche nell'accettare l'età uguale o superiore ai 5 anni per considerare l'enuresi, non c'è accordo su altri aspetti come la frequenza delle notti con enuresi necessaria per determinarne la diagnosi o per classificarne la gravità.

L'accordo del Gruppo Spagnolo di Urodinamica e del SINUG (Sociedad Iberoamericana de Neuro-Urología y Uro-Ginecología) ha proposto che l'enuresi venga considerata sia un sintomo che una malattia. L'enuresi è stata definita come l'incontinenza urinaria intermittente dei bambini durante il sonno, con riferimento ai bambini di 5 o più anni, indipendentemente dal fatto che il bambino abbia o meno sintomi diurni. Si è inoltre convenuto che il termine enuresi diurna debba essere considerato obsoleto e dunque evitato, lasciando il termine enuresi come sinonimo di EN (enuresi notturna).

La definizione che meglio si adatta alla realtà dei bambini che bagnano il letto, al di fuori dell'ambito psichiatrico, è quella proposta dalla International Children's Continence Society, rivista e tradotta dal Gruppo Spagnolo di Urodinamica e dal SINUG, che distingue chiaramente l'enuresi da altri tipi di incontinenza che hanno generato confusione in passato. In questo modo, l'enuresi (equivalente all'enuresi notturna) è la minzione che si verifica solo durante il sonno ad un'età e una frequenza socialmente non accettabili, considerando la sua diagnosi a partire dall'età di 5 anni e con un valore soglia della frequenza < 1 notte/mese che può essere considerato accettabile nel caso di bambini piccoli, ma non per bambini più grandi o adolescenti.

Conoscere i diversi **tipi di enuresi** è importante perché l'approccio diagnostico e terapeutico sarà diverso:

- **Enuresi primaria**: bagna il letto da sempre, non è mai rimasto completamente asciutto per un periodo maggiore o uguale a sei mesi. La sua eziologia è sconosciuta e anche se l'ereditarietà gioca un ruolo importante in questo tipo di enuresi, non ha valore predittivo e non influisce sul trattamento.

- Enuresi monosintomatica: l'unico sintomo urinario è la perdita di urina durante il sonno.
- Enuresi non monosintomatica: ci sono perdite notturne e altri sintomi del tratto urinario durante il giorno (es: incontinenza, urgenza, ecc.).

- **Enuresi secondaria**: l'enuresi compare dopo un periodo senza episodi di enuresi della durata di almeno 6 mesi. È sempre necessario ricercare la causa. Tra questi, la causa più frequente è quella che riguarda pazienti con problemi emotivi, seguita da pazienti con costipazione, infestazione da ossiuri e significativa ostruzione delle vie aeree superiori. Più rari sono il diabete mellito o il diabete insipido che generalmente coesistono con altri sintomi.

La fisiopatologia dell'enuresi coinvolge fattori genetici, ereditari, urodinamici (diminuzione della capacità vescicale, vescica iperattiva, disfunzione minzionale di svuotamento), ormonali come il rilascio alterato di vasopressina, fattori legati al sonno, psicologici o psichiatrici, malattie organiche come la stipsi, l'apnea del sonno, il diabete, l'allergia o la batteriuria.

Lasciando da parte la questione di chi considerare enuretico e a cosa sono dovute le perdite, è stato suggerito che queste perdite possono potenzialmente influenzare il bambino che ne soffre e il suo ambiente sociale, scolastico e familiare. Alcuni studi hanno suggerito che l'autostima degli enuretici sia inferiore a quella dei bambini che non soffrono di questa patologia, e persino inferiore a quella dei bambini con varie malattie croniche. Secondo Morrison e collaboratori, l'enuresi impedisce ai bambini di integrarsi nel loro ambiente, rende loro difficile partecipare alle gite scolastiche e ai campeggi, genera in loro preoccupazione in caso di pernottamento in casa d'altri, li fa sentire come se qualcosa nel loro corpo non funzionasse a dovere, provoca in loro una sensazione d'insicurezza e paura di essere scoperti e di essere presi in giro dai loro coetanei, tanto che talvolta pensano di star perdendo un'epoca della propria vita. L'enuresi è stata anche collegata al basso rendimento scolastico.

Per quanto riguarda la frequenza, i dati più recenti di diversi paesi collocano l'enuresi intorno al 16% all'età di 5 anni e all'1-3% negli adolescenti e negli adulti, con un maggior numero di casi tra i maschi. Il tipo più frequente (> 80%) è l'enuresi primaria monosintomatica. Indipendentemente dal fatto che la prevalenza dell'enuresi sia aumentata o meno, la percezione è che negli ultimi anni si sia visto un numero maggiore di casi di enuresi, poiché è un argomento attualmente più discusso e per il quale ci sono più informazioni. Forse i cambiamenti attuali negli stili di vita in cui c'è una maggiore partecipazione dei bambini in eventi sociali o scolastici che richiedono pernottamenti fuori casa, una minore vergogna e stigmatizzazione del problema da parte della famiglia e dei pazienti, e la conoscenza di altri casi che sono stati risolti con successo, possono aver contribuito in questo senso.

Per la diagnosi, sono necessari un'intervista clinica mirata e un esame semplice. L'unico test complementare imprescindibile è il diario minzionale. Attraverso l'intervista possiamo conoscere il tipo di enuresi (primaria o secondaria / monosintomatica o non monosintomatica), valutandone anche la gravità e l'impatto sul paziente e sulla famiglia. Si consiglia inoltre di escludere i sintomi urinari diurni e le patologie associate che possono interferire, come la stitichezza o il disturbo da deficit di attenzione, valutando così i fattori che possono influenzare il successo del trattamento.

Per confermare il tipo di enuresi ed escludere altri problemi neurologici associati, si raccomanda un esame minimo:

- palpazione addominale;
- ispezione dei genitali per escludere malformazioni;
- biancheria intima macchiata di feci, secrezioni o urina;
- osservazione della schiena del bambino/a per escludere lesioni che suggeriscono un disrafismo;
- osservazione dell'andatura tacco-punta in avanti e indietro a piedi scalzi.

L'unico test complementare imprescindibile, come già detto, è il diario minzionale per almeno tre giorni. Non è necessario che i giorni siano consecutivi. In aggiunta si può richiedere una registrazione della defecazione del paziente per escludere la stipsi. L'urodinamica con EMG è usata solo se non c'è risposta al trattamento e se c'è il sospetto clinico di una disfunzione vescico-sfinterica; alcuni autori propongono solo la flussometria EMG per ridurre l'invasività.

Sappiamo che **non è consigliabile iniziare il trattamento di routine prima dei cinque anni di età.** Occorre spiegare che i sistemi di ricompensa positiva per un comportamento appropriato possono essere usati da soli o insieme ad altri trattamenti per l'enuresi. Ad esempio, le ricompense possono essere date per: bere i livelli raccomandati di liquidi durante il giorno, andare in bagno per urinare prima di andare a dormire, partecipare alla gestione (es: prendere le medicine o aiutare a cambiare le lenzuola).

Data la complessità della sua eziologia, il trattamento pone una serie di possibilità:

Il trattamento di maggior successo è l'uso di un **allarme minzionale** (Fig. 51). Si tratta di un allenamento condizionato, con allarmi collocati sul letto, che ha lo scopo di insegnare a trattenere l'urina per poter controllare lo stimolo minzionale, o di svegliare il bambino con dispositivi di allarme che suonano quando bagnano il letto, rendendoli consapevoli di ciò cosa sta avvenendo.

Per quanto riguarda il trattamento farmacologico, i farmaci scelti sono gli analoghi dell'ormone antidiuretico (ADH) come la desmopressina, che produce un'efficace riduzione dell'escrezione notturna di urina. Questo è disponibile come inalatore e sotto forma di compresse. La dose utilizzata è di 200-400 mcg/giorno somministrata in compresse per via orale prima di andare a dormire, ottenendo risposte rapide ma con una rapida ricaduta quando il farmaco viene interrotto.

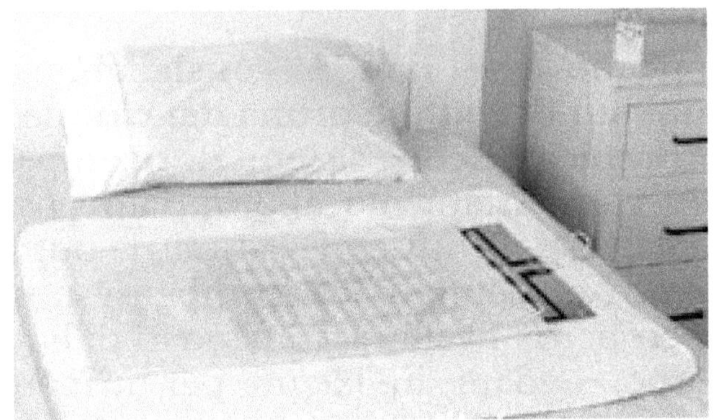

Fig. 51 Allarme minzionale

L'**imipramina**, un antidepressivo triciclico, ha dimostrato la sua efficacia con i seguenti effetti: leggera azione anticolinergica periferica, azione simpatica a livello vescicale associata all'effetto centrale con probabile diminuzione dell'intensità del sonno e probabile aumento della secrezione di ADH. La dose utilizzata è di 25 mg di notte nei bambini sotto gli 8 anni e di 50 mg nei bambini sopra i 9 anni. È più utile nei bambini con deficit di attenzione e iperattività associati a enuresi. Gli anticolinergici sono più efficaci quando si dimostra l'iperattività del detrusore o i sintomi diurni dell'iperattività vescicale. La risposta ai farmaci è di solito buona, anche se il numero di ricadute è alto quando la loro somministrazione viene sospesa, è quindi consigliabile combinarli con altri accorgimenti.

Il **controllo idrico** nei bambini enuretici è molto importante, questi devono infatti idratarsi durante il giorno e anticipare l'ora della cena, evitando di bere dopo cena e lasciando trascorrere un minimo di 2 ore tra la cena e l'ora di coricarsi. Inoltre, si raccomanda loro di urinare prima di andare a letto. Questo accorgimento, apparentemente semplice, richiede la collaborazione della famiglia e richiede il cambiamento delle abitudini quotidiane, una situazione che non è sempre facile realizzare.

Il **calendario dei successi e degli insuccessi** su cui registrare le notti in cui il letto resta asciutto o viene bagnato, serve ad aumentare l'autostima di fronte ai successi e a coinvolgere attivamente il bambino nel trattamento. Se possibile, si dovrebbe collocare un grande calendario in un luogo chiaramente visibile al bambino.

Occorre cercare di **evitare l'uso di pannolini** in caso di enuresi, poiché questo offre al bambino un «supporto di sicurezza» che contrasta con l'obiettivo di cura.

Occorre **rassicurare** il bambino e il suo ambiente familiare per evitare uno stato di ansia, informandoli in merito all'esistenza di una remissione spontanea nella maggior parte dei casi (più del 90%) con l'inizio della pubertà.

Altri trattamenti degni di nota sono: agopuntura, elettrostimolazione periferica e *biofeedback*. Una menzione speciale merita il *biofeedback*, un trattamento che mira, attraverso una tecnologia appropriata, a rendere il bambino consapevole dei processi fisiologici di cui prima non era consapevole, in modo da poterli modulare e correggerne il malfunzionamento. I bambini con scarsa coordinazione della minzione (disfunzione vescico-sfinterica), ossia con scarso rilassamento dello sfintere striato durante la minzione, reagiscono a questo trattamento riabilitativo ottenendo buoni risultati in casi selezionati.

Sono stati realizzati molteplici studi che valutano le risposte al trattamento e raccomandano l'uno o l'altro in base alla risposta positiva, neutra o negativa a questi trattamenti. Dallo studio sulla frequenza dell'enuresi di Young con più di 16.000 soggetti con enuresi primaria, si può dedurre che la maggior parte dei casi che riguardano bambini piccoli con enuresi lieve (< 3 notti/settimana) tendono a risolversi spontaneamente, ma è importante ricordare che quelli che bagnano il letto più di 3 notti alla settimana e i casi che persistono oltre i 9 anni, difficilmente si risolveranno senza trattamento. Si fanno pertanto le seguenti raccomandazioni:

- I bambini che bagnano il letto tutte le notti o addirittura più di una volta a notte non tendono alla guarigione spontanea, indipendentemente dall'età. Devono essere trattati con intento curativo, non c'è ragione di aspettare.
- I bambini che bagnano il letto 3-6 volte/settimana e hanno più di 8 anni di età non tendono alla guarigione spontanea. La maggior parte di questi pazienti rimane enuretica in età adulta. Devono essere trattati con intento curativo, non c'è ragione di aspettare.
- I bambini con più di 9 anni di età, indipendentemente dalla frequenza, non tendono alla guarigione spontanea. A partire da questa età la frequenza non varia ed è simile a quella che si presenta in età adulta. Devono

essere trattati con intento curativo, non c'è ragione di aspettare.

- La maggior parte dei bambini che bagna il letto meno di tre notti alla settimana e che hanno meno di 8-9 anni di età tendono a guarire spontaneamente. Tuttavia, bisogna valutare se il bambino manifesta preoccupazione, chiede una soluzione o se la famiglia mal sopporta gli episodi di enuresi. In questi casi è preferibile cominciare il trattamento piuttosto che posporlo.

Uno studio caso-controllo effettuato su soggetti dai 5 ai 15 anni ha dimostrato che l'enuresi è associata a un attaccamento alla madre meno sicuro, minore autostima in tutti gli ambiti (affettivo, fisico, scolastico e familiare), maggiori problemi emotivi, iperattività, alterazioni comportamentali e difficoltà relazionali con i pari rispetto al gruppo di controllo, cosa che teoricamente potrebbe essere evitata con un trattamento adeguato e precoce dell'enuresi. Il trattamento dovrebbe essere iniziato in modo precoce di fronte a una bassa probabilità di guarigione spontanea, per migliorare la bassa autostima del bambino o per evitare un impatto negativo individuale e familiare.

Per quanto riguarda gli accorgimenti da prendere in considerazione per il bambino enuretico all'inizio del trattamento, dobbiamo innanzitutto demistificare il problema ed evitare azioni punitive. Limitare i liquidi serali, evitando soprattutto le bevande diuretiche e la cola e far andare il bambino in bagno prima di andare a dormire sono comportamenti generali di buon senso che spesso i genitori hanno già adottato e si raccomanda di mantenerli come precedentemente indicato.

Oltre agli accorgimenti generali descritti, il trattamento si basa sulla terapia comportamentale con allarme e sul trattamento farmacologico con desmopressina come già menzionato. **Possono anche essere usati in combinazione**. Attualmente nessun altro farmaco è raccomandato come prima scelta.

La terapia motivazionale con calendari, dove le notti in cui il letto è asciutto o bagnato vengono segnate con disegni (soli, nuvole, ecc.), sarà di grande aiuto per identificare la situazione di partenza del numero di notti in cui si verifica l'enuresi e per valutarne l'evoluzione. Per questo motivo, e nonostante la mancanza di studi di qualità, è raccomandato sia prima che durante gli altri trattamenti menzionati, dato che non presenta effetti avversi.

Far alzare il bambino di notte per urinare, anche quando dorme, è un accorgimento che serve ad evitare l'enuresi, ma non a curarla. L'allenamento della ritenzione vescicale (esercizi per ritardare la minzione per periodi di tempo progressivamente più lunghi) non è di alcun beneficio e non è raccomandato. La tecnica di interrompere il flusso durante la minzione predispone alla patologia funzionale della vescica (minzione ostruttiva funzionale) ed è sconsigliata.

Poiché **la stitichezza può interferire con il trattamento, si raccomanda di studiarla e trattarla previamente**.

Anche se in precedenza si raccomandava di studiare e trattare l'apnea ostruttiva del sonno nei pazienti con enuresi, è stato dimostrato che le due cose non sono associate, tranne nei casi gravi di apnea nelle bambine.

È importante valutare con la famiglia e il bambino l'obiettivo terapeutico prima di iniziare il trattamento. Di solito l'obiettivo ricercato è la cura, cioè la completa assenza di enuresi mantenuta per almeno 6 mesi dopo la fine del trattamento.

Anche se dobbiamo sempre incoraggiare il paziente e la sua famiglia verso l'obiettivo della guarigione in un periodo più o meno breve, devono anche sapere che a volte ciò non è possibile e in questi casi sarebbe opportuno controllare l'enuresi con un trattamento continuo a lungo termine.

Salvo poche eccezioni, quando l'obiettivo è la cura, il trattamento più efficace di scelta è l'allarme. Tuttavia, la risposta è di solito lenta (circa 3-4 mesi) e richiede sforzo e coinvolgimento del bambino e della famiglia. La sua efficacia è maggiore quando il numero di notti in cui si verifica l'enuresi è elevato. Questi risultati di cura migliorano quando viene utilizzata la tecnica di rinforzo per completare il trattamento. Questa consiste nel prolungare il trattamento con allarme, dopo aver raggiunto un mese di totale assenza di enuresi, somministrando 1-2 bicchieri d'acqua prima di andare a dormire fino a quando non si verifica più alcun episodio di enuresi per un mese. L'allarme non è raccomandato nei casi di mancanza di motivazione o collaborazione dei genitori o del bambino, in situazioni di stress del bambino o della famiglia, o nei casi di disturbo da deficit di attenzione e iperattività o altri problemi psichiatrici, poiché questi sono fattori prognostici sfavorevoli per il successo del trattamento. Il trattamento non consiste nel prescrivere l'allarme e farlo controllare alla famiglia, bensì si tratta di un trattamento comportamentale che richiede un frequente *follow-up* clinico (ogni 2-3 settimane) per verificare i progressi e mantenere viva la partecipazione del bambino e della famiglia. È questa la chiave del successo.

Quando l'allarme non può essere usato, un'altra opzione terapeutica è la desmopressina. Anche se è efficace nel ridurre il numero di notti con enuresi mentre viene assunta, quando viene interrotta bruscamente è molto comune la ricaduta, e studi clinici hanno evidenziato che non presenta un effetto curativo superiore a quello del placebo. Tuttavia, un programma di ritiro strutturato del farmaco a pieno dosaggio, ma distanziando progressivamente le notti senza farmaci e incoraggiando il bambino ad attribuire il successo a se stesso piuttosto che al farmaco, aggiunge un effetto curativo al trattamento farmacologico. Come per l'allarme, l'incoraggiamento del bambino con la terapia motivazionale e le visite frequenti sono importanti per migliorare la risposta con la desmopressina.

Quando l'obiettivo è il controllo dei sintomi, la desmopressina è la scelta terapeutica opportuna per via della sua efficacia sostenuta e della buona tolleranza a lungo termine. Se si prendono alcune precauzioni di base, è un farmaco sicuro a breve e lungo termine. L'effetto avverso più temuto, che può e deve essere evitato limitando i liquidi, è l'intossicazione da acqua. Se somministrato continuamente, si raccomanda di interrompere il trattamento e di rivalutarlo ogni tre mesi.

Bibliografia (enuresi)

1. *Guía de práctica clínica: Enuresis nocturna primaria monosintomática en Atención Primaria.* Úbeda Sansano M., Martínez García R., Díez Domingo J. Rev Ped At Prim. 2005; 7:61-3.
2. *An epidemiological study of nocturnal enuresis in Taiwanese children.* Chang P., Chen W.J., Tsai W.Y., Chiu Y.N. BJU Int. 2001; 87(7):678-81.
3. *Epidemiology of childhood nocturnal enuresis in Malaysia.* Kanaheswari Y. J Paediatr Child Health. 2003; 39(2):118-23.
4. *DSM-IV: Manual diagnóstico y estadístico de los trastornos mentales* (1994). American Psychiatric Association. Valdés Miyar M, (ed.). Barcelona: Masson; 2001.
5. *Standardization and definitions in lower urinary tract dysfunction in children. International Children's Continence Society.* Norgaard J.P., van Gool J.D., Hjalmas K., Djurhuus J.C., Hellstrom A.L. Br J Urol. 1998; 81(Suppl 3):1-16.
6. *Propuestas de adaptación terminológica al español de la estandarización del tracto urinario inferior en niños y adolescentes de la ICCS.* Martínez-García R., Mínguez Pérez M., Nevéus T., Von Gontard A., Hoebeke P., Hjalmas K., et al. Actas Urol Esp. 2008. 32(4):371-389.
7. *Clinical efficacy and safety of desmopressin in the treatment of nocturnal enuresis.* Klauber G.T. J Pediatr. 1989; 114(4 Pt 2):719-22.
8. *Annotation: Night wetting in children: Psychological aspects.* Butler R.J. J Child Psychol Psychiatry. 1998; 39(4):453-63.
9. *Child psychiatry aspects of enuresis nocturna.* Von Gontard A. Wien Med Wochenschr. 1998; 148(22):502-5.
10. *You feel helpless, that's exactly it: Parents' and young people's control beliefs about bed-wetting and the implications for practice.* Morison M.J., Tappin D., Staines H. J Adv Nurs. 2000; 31(5):1216-27.

11. *Voiding habits and wetting in a population of 4,332 Belgian schoolchildren aged between 10 and 14 years.* Bakker E., Van Sprundel M., Van der Auwera J.C., van Gool J.D., Wyndaele J.J. Scand J Urol Nephrol. 2002; 36(5):354-62.
12. *An Italian epidemiological multicentre study of nocturnal enuresis.* Chiozza M.L., Bernardinelli L., Caione P., Del Gado R., Ferrara P., Giorgi P.L., et al. Br J Urol. 1998; 81(Suppl 3):86-9.
13. *An epidemiological study of primary nocturnal enuresis in Chinese children and adolescents.* Wen J.G., Wang Q.W., Chen Y., Wen J.J., Liu K. Eur Urol. 2006; 49(6):1107-13.
14. *Prevalence of enuresis in 4-to-16-year-old children: An epidemiological study.* Verhulst F.C., van der Lee J.H., Akkerhuis G.W., Sanders-Woudstra J.A., Donkhorst I.D. Ned Tijdschr Geneeskd. 1985; 129(49):2260-3.
15. *The epidemiology of childhood enuresis in Australia.* Bower W.F., Moore K.H., Shepherd R.B., Adams R.D. Br J Urol. 1996; 78(4):602-6.
16. *Nocturnal enuresis: a survey of parental coping strategies at 7 1/2 years.* Butler R.J., Golding J., Heron J. Child Care Health Dev. 2005; 31(6):659-67.
17. *Nocturnal enuresis at 7.5 years old: Prevalence and analysis of clinical signs.* Butler R.J., Golding J., Northstone K. BJU Int. 2005; 96(3):404-10.
18. *Nocturnal enuresis and overactive bladder in children: An epidemiological study.* Kajiwara M., Inoue K., Kato M., Usui A., Kurihara M., Usui T. Int J Urol. 2006; 13(1):36-41.
19. *Propuestas de adaptación terminológica al español de la estandarización de la terminología del tracto urinario inferior en niños y adolescentes de la ICCS.* Martínez García R, Mínguez Pérez M; Grupo Español de Urodinámica, SINUG. Actas Urol Esp. 2008; 32:371-89.
20. *Enuresis nocturna primaria monosintomática en Atención Primaria. Guía de práctica clínica basada en la evidencia.* Úbeda Sansano MI, Martínez García R, Díez Domingo J. Rev Pediatr Aten Primaria. 2005;7 Suppl 3: s7-s152.
21. *Prevalencia de la enuresis nocturna en la Comunidad Valenciana. Sección infantil del estudio nacional de incontinencia. Estudio EPICC.* Ramírez-Backhaus M, Martínez Agulló E, Arlándis Guzmán S, Gómez Pérez L,

Delgado Oliva F, Martínez Garcia R, et al. Actas Urol Esp. 2009; 33:1011-8.
22. *Differences in characteristics of nocturnal enuresis between children and adolescents: a critical appraisal from a large epidemiological study.* Yeung CK, Sreedhar B, Sihoe JD, Sit FK, Lau J. BJU Int. 2006; 97:1069-73.
23. *Psychological correlates of enuresis: a case-control study on an Italian sample.* Coppola G, Costantini A, Gaita M, Saraulli D. Pediatr Nephrol. 2011; 26:1829-36.
24. *Nocturnal enuresis in children: prevalence, correlates, and relationship with obstructive sleep apnea.* Su MS, Li AM, So HK, Au CT, Ho C, Wing YK. J Pediatr. 2011; 59:238-42 e1.
25. *Intervenciones con alarmas para la enuresis nocturna en niños (Revisione Cochrane tradotta).* Glazener CMA, Evans JHC, Peto RE. En: La Biblioteca Cochrane Plus, 2008 Número 4. Oxford: Update Software Ltd. disponibile su: http://www.update-software.com. Tradotta da The Cochrane Library, 2008 Issue 3. Chichester, UK: John Wiley & Sons, Ltd.
26. *Desmopresina para la enuresis nocturna en niños (Revisione Cochrane tradotta).* Glazener CMA, Evans JHC. En: La Biblioteca Cochrane Plus, 2008 Número 4. Oxford: Update Software Ltd. Disponible en: http://www.update-software.com. Tradotta da The Cochrane Library, 2008 Issue 3. Chichester, UK: John Wiley & Sons, Ltd.
27. *Examination of the structured withdrawal program to prevent relapse of nocturnal enuresis.* Butler RJ, Holland P, Robinson J. J Urol. 2001; 166:2463-6.
28. *Oral desmopressin: a randomized double-blind placebo controlled study of effectiveness in children with primary nocturnal enuresis.* Skoog SJ, Stokes A, Turner KL. J Urol. 1997; 158:1035-40.
29. *The efficacy and safety of oral desmopressin in children with primary nocturnal enuresis.* Schulman SL, Stokes A, Salzman PM. J Urol. 2001; 166:2427-31.

INCONTINENZA URINARIA DA SOVRARIEMPIMENTO

Nei pazienti che presentano una disfunzione della minzione, dobbiamo agire combattendo l'ostruzione e/o risolvendo la ritenzione. L'incontinenza da sovrariempimento è in realtà una ritenzione completa di urina e deve essere trattata come tale. In questo caso l'incontinenza è solo un sintomo.

FISTOLE URINARIE

di Hugo Badía, Viviana Dieppa, Edward Eguiluz e Jorge Clavijo

Il termine fistola indica una comunicazione anomala tra due superfici epiteliali. La frequenza delle fistole urinarie (FU) sta diminuendo grazie ai progressi nel trattamento medico e al miglioramento delle cure sanitarie. Anche se sempre più sporadiche, queste entità devono essere conosciute, prevenute e trattate.

FISTOLE UROGENITALI

1. Fistole vescico-vaginali (Fig. 52)
Le fistole vescico-vaginali rappresentano le fistole urogenitali più frequenti. Nei paesi in via di sviluppo, il trauma ostetrico è la causa principale di queste complicazioni, associate a parti traumatici, parti cesarei e rotture uterine. Inoltre, nell'8% dei casi possono coesistere fistole retto-vaginali o lacerazioni perineali di terzo grado. Nei paesi sviluppati, la chirurgia ginecologica è la causa più frequente di fistole vescico-vaginali. L'isterectomia addominale o vaginale è associata al 75% delle fistole. Una precedente chirurgia uterina, l'endometriosi e la radioterapia pelvica sono fattori predisponenti. Anomalie congenite, infezioni, corpi estranei e tumori pelvici localmente avanzati sono responsabili della maggior parte delle fistole non iatrogene.

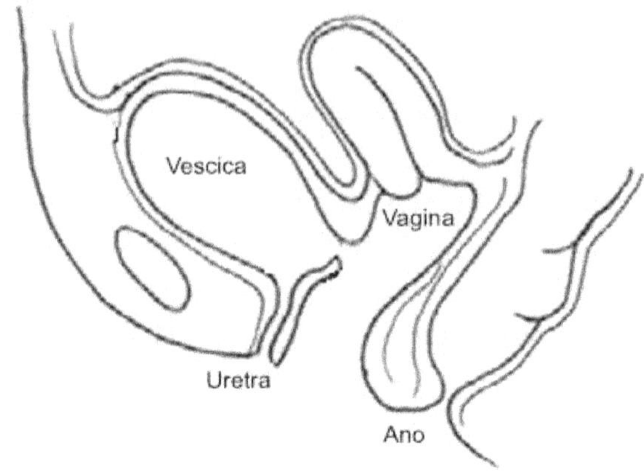

Fig. 52 Fistola vescico-vaginale

Eziologia:

- Congenita
- Acquisita:
  - Iatrogena:
    - a) Isterectomia
    - b) Chirurgia dell'incontinenza
    - c) Colporrafia anteriore
    - d) Laparoscopia pelvica
    - e) Biopsie ginecologiche
    - f) Lesioni da radiazioni
  - Non iatrogena:
    - a) Carcinoma pelvico avanzato
    - b) Parto traumatico
    - c) Infettivo-tubercolosa
    - d) Corpi estranei (vaginali o vescicali)

Possono essere isolate, ma non di rado (12%) possono esserci associazioni fistolose; oppure possono essere bilaterali (uretero-vaginali), e/o coinvolgere altri organi (fistole combinate uro-genito-enteriche).

Le fistole sono classificate come semplici e complesse secondo la loro complessità fistolosa. Le FU semplici non hanno fattori di condizionamento, sono di piccole dimensioni e non presentano necrosi importanti. Le FU complesse meritano considerazioni speciali e richiedono più attenzione per quanto riguarda la strategia e la tecnica chirurgica. Sono fistole grandi: > 2 - 5 cm, come le fistole ostetriche; quelle di eziologia radicolare o neoplastica; le FU associate a una perdita estesa dell'uretra e del collo vescicale; le FU associate a fistole enteriche, flemmoni pelvici; le FU associate a perdita di capacità vescicale, a disfunzioni sfinteriche; e FU ricorrenti, dopo tentativi di riparazione chirurgica.

Tutti questi elementi gli conferiscono una sfumatura di complessità terapeutica, che deve essere presa in considerazione al momento dell'approccio alla chirurgia ricostruttiva e al momento preciso del suo trattamento.

La lesione primaria è un trauma vascolare. La dissezione per via smussa della vescica per separarla dal collo e dalla vagina può portare alla demuscolarizzazione e alla devascolarizzazione e può addirittura inavvertitamente lesionare in modo diretto la parete posteriore della vescica. Allo stesso modo, la dissezione strumentale può anche causare ferite da taglio, che possono anche passare inosservate e causare una fistola.

Ambito clinico

La paziente può presentare un'emissione continua di urina dalla vagina tra la prima e la seconda settimana post-operatoria dopo la chirurgia pelvica. La possibilità di stravaso di urina deve essere considerata in coloro che sperimentano intorpidimento dopo un intervento chirurgico pelvico, specialmente se presentano dolore ipogastrico, ileo paralitico, sindrome irritativa minzionale o ematuria. L'incontinenza, generalmente totale e continua, è il segno classico di questo tipo di problema. Le fistole prodotte dalla radioterapia possono svilupparsi in mesi o anni, e dovrebbero essere considerate come neoplasie recidive fino a quando la biopsia non dimostri il contrario. L'esame pelvico e le fasi diagnostiche devono confermare che la secrezione acquosa dalla vagina sia urina, determinare che la perdita di urina non sia dovuta a incontinenza attraverso l'uretra, e localizzare il sito esatto della fistola. La diagnosi differenziale comprende l'incontinenza dovuta a disfunzione vescicale o uretrale, ectopia ureterale, fistola uretro-vaginale, fistola uretero-vaginale, fistola urinaria uterina, drenaggio vaginale del liquido peritoneale, fistola con una tuba di Falloppio, infezione vaginale e ascesso pelvico.

La misurazione dell'urea e della creatinina presenti nel liquido evacuato permette di confermare che si tratti di urina. Se si sospetta una fistola vescico-vaginale, la paziente deve essere valutata mediante cistoscopia con vaginoscopia. La cistoscopia permette di analizzare la topografia, il rapporto tra gli orifizi ureterali e il tragitto fistoloso, le dimensioni e il numero delle fistole, la capacità funzionale o massima della vescica e qualsiasi patologia associata alla vescica.

Dall'altro lato, la vaginoscopia valuta l'infiammazione e l'indurimento della parete vaginale. Nei casi con precedenti di tumori e di radioterapia, il sito fistoloso deve essere sottoposto a biopsia per escludere una recidiva. Se rimangono dei dubbi, per esempio in fistole molto piccole, si può eseguire in questo momento un test colorimetrico, riempiendo la vescica con blu di metilene e inserendo un tampone vaginale, che ci aiuta a identificare il passaggio del liquido e la sua posizione. La somministrazione di fenazopiridina per via orale, che colora l'urina di arancione, potrebbe differenziare la fistola vescico-vaginale dalla fistola uretero-vaginale in questo stesso test, poiché in quest'ultimo caso il tampone che occupa la vagina rimarrebbe colorato di arancione e non di blu. I test colorimetrici hanno una bassa sensibilità.

È obbligatoria la valutazione del tratto urinario superiore perché nel 10% dei casi coesiste una fistola uretero-vaginale. La TAC è la tecnica più utilizzata, anche se la pielografia retrograda è la tecnica più affidabile. La cistografia minzionale dimostra il passaggio di contrasto nella vagina e permette l'identificazione di altre anomalie anatomiche come il prolasso della parete vaginale anteriore, l'incompetenza uretrale, la fistola uretro-vaginale e il reflusso vescico-ureterale. La risonanza magnetica fornisce immagini di buona qualità diagnostica, in diversi piani e senza esposizione a radiazioni ionizzanti.

La valutazione urodinamica è controindicata, poiché l'alterazione anatomica deve essere corretta prima di poter fare una valutazione funzionale.

L'urografia intravenosa (UIV) è uno studio storico che non presenta vantaggi rispetto agli studi sopra citati.

Al fine di minimizzare l'impatto fisico e psicologico di queste fistole, occorre prendere in considerazione la possibilità di correzione precoce. Occorre usare un catetere vescicale, uretrale o sovrapubico per ridurre le perdite di urina prima della correzione chirurgica. Inoltre, è essenziale l'uso prudente e tempestivo degli antibiotici per controllare le possibili infezioni batteriche e micotiche. Nelle donne in postmenopausa, la terapia ormonale sostitutiva migliora la rivascolarizzazione e la qualità generale dei tessuti. Il successo della correzione sta nell'ottenere l'avvicinamento di tessuti privi di infiammazione e con buona vascolarizzazione. La tempistica della correzione chirurgica dipende dal caso, anche se la risoluzione del gonfiore del tessuto che circonda la fistola è il fattore limitante. Nel caso di difetti piccoli e non complicati da ischemia, radiazioni o infiammazione, si può eseguire un approccio conservativo basato sul drenaggio vescicale permanente. Questa misura, combinata con una terapia antibiotica per mantenere l'urina sterile e l'uso di anticolinergici per controllare le contrazioni del detrusore può risolvere il 10% delle piccole fistole post isterectomia.

La maggior parte dei difetti può essere corretta con un accesso transvaginale minimamente invasivo che permette una guarigione più rapida. La tecnica chirurgica prevede la creazione di un lembo vaginale a forma di U dalla parete anteriore, la chiusura senza tensione in diversi strati della fistola e l'uso appropriato di lembi sovrapposti ben vascolarizzati.

In alcuni casi, può essere associato l'uso di cateteri ureterali per facilitare la mobilizzazione dei lembi vaginali e l'esposizione della fistola.

L'accesso addominale è riservato alle fistole complicate o complesse, al reimpianto dell'uretere e alla cistoplastica di ampliamento. Il successo terapeutico per entrambe le vie varia tra l'85% e il 100%. I pazienti con fistole associate alla radioterapia o a tumori recidivi possono richiedere la colpocleisi o la diversione (o derivazione) urinaria poiché la loro percentuale di successo nella ricostruzione è molto bassa.

Vie di approccio per la ricostruzione

PER VIA VAGINALE:

- Vantaggi:
  a) chirurgia meno invasiva;
  b) recupero più veloce;
  c) tempo chirurgico più breve;
  d) non è necessario aprire la vescica;
  e) costo economico inferiore.
- Svantaggi:
  a) campo chirurgico più piccolo;
  b) accessibilità limitata, specialmente nei casi di vagina stretta;
  c) non risolve i problemi intraddominali associati.

PER VIA ADDOMINALE:

- Vantaggi:
  a) buona esposizione;
  b) possibilità di risolvere altri problemi intraddominali associati.

- Svantaggi:
a) chirurgia più invasiva;
b) recupero più lento;
c) costo economico più elevato.

Tecniche di correzione delle fistole urinarie

1. TECNICHE ENDOSCOPICHE:
   a) Trattamento endoscopico con iniezione di colla di fibrina e collagene bovino (alta probabilità di fallimento, minimamente invasivo, solo per fistole molto piccole).
   b) Approccio laparoscopico ed esecuzione di qualsiasi procedura.

2. TECNICHE APERTE:
   a) Approccio addominale (in caso di vagina atrofica o se è necessario utilizzare strutture addominali) (Fig. 53).
   b) Approccio vaginale (buon trofismo e lesioni accessibili) (Fig. 54).
   c) Approccio combinato (difetti complessi).

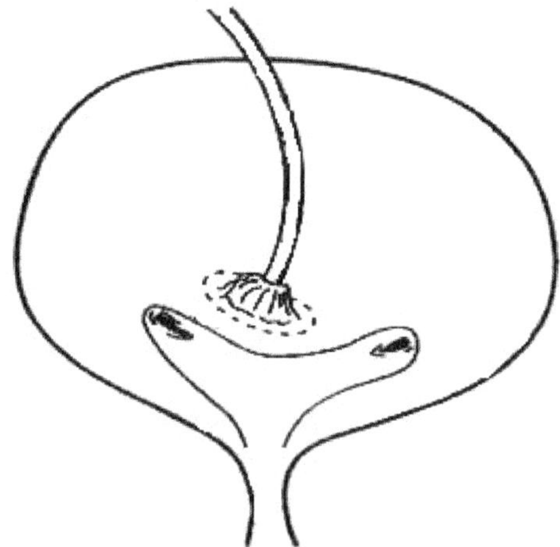

Fig. 53 Approccio addominale sub-peritoneale transvescicale. Tragitto fistoloso cateterizzato con un catetere a palloncino di tipo Foley/Fogarty che viene trascinato per resecare o sezionare il bordo della fistola. Viene poi chiuso in 3 o 4 piani (vagina, fascia, detrusore, mucosa) che vengono sfalsati per evitare la sovrapposizione delle linee di sutura.

3. INTERPOSIZIONE DI LEMBI (ove possibile):

a) Lembo labiale adiposo di Martius (lesioni distali).

b) Muscolo gracile o lembo miocutaneo (difetti estesi, anche post radioterapia).

c) Omento o grasso peritoneale (approccio addominale).

d) Lembo peritoneale (approccio trans-vaginale).

e) Muscolo retto anteriore dell'addome (difetti estesi, anche post radioterapia).

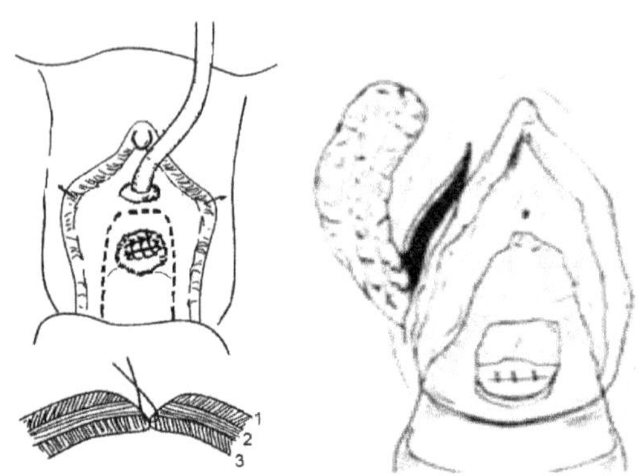

Fig. 54 Approccio vaginale. Uretra cateterizzata con catetere Foley. Resezione a U rovesciata della parete vaginale. La fistola viene poi chiusa in 3 o 4 piani (vagina – 3 –, fascia – 2 –, detrusore e mucosa – 1) che vengono sfalsati per evitare la sovrapposizione delle linee di sutura. Il lembo (linea sottile piena) viene portato avanti verso il bordo vicino al meato uretrale per chiudere la parete vaginale. Si può usare il lembo di Martius (a destra).

2. Fistole uretro-vaginali

Dall'altro lato, le fistole uretro-vaginali presentano una distribuzione eziologica simile alle precedenti. Nei paesi sviluppati sono associate a procedure chirurgiche vaginali, mentre nei paesi in via di sviluppo le lesioni ostetriche sono il principale fattore causale. Le fistole che interessano il terzo medio e distale al di fuori del meccanismo di continenza possono essere asintomatiche o provocare l'eliminazione di parte dell'urina attraverso la vagina (meato «ipospadico»). Nelle fistole prossimali si può osservare un'incontinenza totale o da sforzo. La valutazione di queste lesioni richiede la determinazione dell'estensione del difetto, così come l'esistenza di ipermobilità uretrale, deficit sfinterico intrinseco e qualità del tessuto vaginale. L'uretroscopia permette di identificare la fistola e la sua estensione e di valutare la compromissione del trigono e del collo vescicale. Anche la cistografia minzionale è uno strumento utile nella valutazione di queste lesioni. La ricostruzione chirurgica segue gli stessi principi generali delle fistole vescico-vaginali. La maggior parte delle riparazioni viene eseguita per via vaginale, mentre la via addominale viene utilizzata nel caso di grandi difetti nel collo e nel trigono che richiedono il reimpianto dell'uretra.

3. Fistole utero-vescicali

La comunicazione acquisita tra l'utero e la vescica è rara e solitamente associata a complicazioni ostetriche. Rappresenta il 3% delle fistole urogenitali e in più della metà dei casi si verifica dopo il parto cesareo, anche se può verificarsi anche dopo un travaglio prolungato, associato o meno all'uso del forcipe, alla rottura dell'utero e a corpi estranei (Intra-Uterine Device – IUD). Il quadro clinico dipenderà dalla lunghezza e dalla direzione del tragitto fistoloso e, soprattutto, dalla sua relazione con l'istmo uterino. In una fistola istmica, che ha una sola direzione utero-vescicale con amenorrea ed ematuria ciclica, la continenza urinaria è perfetta grazie alla tonicità dell'istmo.

La fistola situata sotto l'istmo condiziona la presenza di perdite urinarie, isolate o associate a un flusso bidirezionale di urina e sangue. Dal punto di vista clinico si presentano tre situazioni: incontinenza urinaria (dal 50% all'85%), ematuria ciclica associata ad amenorrea e una combinazione delle precedenti. Occasionalmente, si può identificare la fuoriuscita di urina attraverso l'orifizio cervicale con sforzo. La cistografia minzionale può dimostrare il passaggio di contrasto alla cavità uterina. La risonanza magnetica è la tecnica diagnostica più utile per individuare il tragitto fistoloso.

Per quanto riguarda la strategia chirurgica, le vie preferite sono: addominale, transvescicale extra-peritoneale o trans-peritoneo-vescicale. Nelle pazienti in menopausa e in quelle che non hanno intenzione di concepire, può essere contemporaneamente eseguita un'isterectomia.

4. Fistole uretero-vaginali

La relazione dell'uretere pelvico con l'apparato genitale femminile crea la possibilità che l'uretere distale venga lesionato durante le procedure pelviche e retroperitoneali. La fistola uretero-vaginale produce un'incontinenza totale e continua, indipendente dagli aumenti della pressione intraddominale. La chirurgia ginecologica è responsabile della maggior parte di questi difetti, con un'incidenza dell'1,6%. L'isterectomia semplice rappresenta il 60% delle lesioni. Altre procedure ginecologiche a rischio includono la chirurgia annessiale, gli interventi per il trattamento dell'incontinenza e la chirurgia vaginale anteriore. Anche le procedure urologiche, digestive, vascolari e ortopediche possono causare lesioni ureterali. Indipendentemente dal meccanismo della lesione, si verifica un'interruzione di continuità nella parete dell'uretere con stravaso di urina, che forma un'accumulazione o si apre una strada verso la vagina, la cavità peritoneale, l'utero, l'intestino o la pelle. Localmente si produce una grande reazione locale che a lungo termine porterà alla stenosi dell'uretere. Le lesioni ureterali dirette producono perdite di urina, associate o meno a una minzione normale. Il paziente può presentarsi con dolore nell'emipelvi colpita e a volte è possibile palpare la massa prodotta dall'accumulo di urina. L'intrappolamento e la lesione dell'uretere per pressione producono nell'immediato periodo postoperatorio un quadro sintomatico con dolore secondario all'ostruzione del tratto urinario superiore, nausea, vomito, distensione addominale, ileo paralitico, febbre e deterioramento delle condizioni generali, fino all'instaurazione della fistola.

Nella secrezione acquosa proveniente dalla vagina e che corrisponde all'urina, i livelli di creatinina e urea sono più alti di quelli del plasma. Il risultato può essere integrato con l'uso di coloranti intravenosi (indaco carminio) e intravescicali (blu di metilene). È necessario valutare la funzionalità renale, l'integrità del tratto urinario superiore, la lateralità, il livello e le dimensioni della lesione e la presenza di lesioni associate. La TAC o la risonanza magnetica sono le tecniche principali, che dimostrano nel 90% dei casi la presenza di una dilatazione ureterale prossimale alla lesione e al tragitto fistoloso. La TAC e la risonanza magnetica permettono di identificare le anomalie responsabili, definire il rapporto anatomico tra l'organo colpito e la fistola e fornire ricostruzioni tridimensionali e immagini multiplanari utili per pianificare la strategia terapeutica (Fig. 55). La pielografia retrograda può essere utile nella diagnosi e nella pianificazione del trattamento; permette anche il cateterismo dell'uretere compromesso (parte del trattamento endoscopico). L'ecografia può dimostrare nel post-operatorio l'esistenza di idronefrosi o di accumuli.

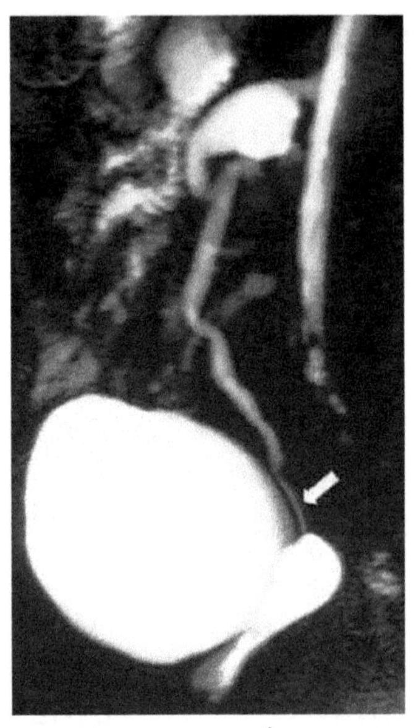

Fig. 55 La risonanza magnetica mostra una fistola uretero-vaginale, di profilo; si può notare la dilatazione prossimale[7].

Le lesioni causate dallo schiacciamento possono essere trattate con l'inserimento di uno *stent* di tipo «doppio J» per circa 4 settimane. In presenza di segni di ischemia o in caso di lesione diretta, è preferibile optare per la resezione, la spatolatura e l'anastomosi delle estremità ureterali su un catetere ureterale. L'uso di cateteri ureterali può essere essenziale per una

[7] *Evaluation of urogenital fistulas by magnetic resonance urography*. Mamere AE, Coelho RDS, Cecin AO, Feltrin LT, Lucchesi FR, Pinheiro MAL et al. Radiol Bras. 2008 Feb [cited 2016 Jan 17]; 41(1): 19-23.

cicatrizzazione corretta, in quanto permette un adeguato allineamento dell'anastomosi, devia l'urina e allevia l'ostruzione causata dall'edema postoperatorio. Il posizionamento di un drenaggio urinario esterno (nefrostomia) migliora la condizione postoperatoria acuta e permette di studiare l'anatomia dell'uretere lesionato e aiuta nella scelta del metodo di ricostruzione.

In caso di fistola incompleta, si può tentare un cateterismo retrogrado e l'inserimento di uno *stent* doppio J.

Infine, di fronte al fallimento delle tecniche endourologiche, le procedure chirurgiche aperte sono la norma. La necessità di ottenere un'anastomosi senza tensione limita l'uso dell'uretero-ureterostomia alle lesioni brevi dell'uretere medio e superiore. Le lesioni nell'uretere distale beneficiano del reimpianto. Davanti alla difficoltà di creare un'anastomosi senza tensione, l'uso di una vescica psoica (mobilizzazione e lateralizzazione sullo psoas) o di un lembo di Boari (della parete vescicale) permette di correggere difetti fino a 15-20 cm. Nelle ricostruzioni più complesse può essere necessario eseguire l'uretero-transureterostomia, la sostituzione segmentale con ileo e persino l'autotrapianto.

FISTOLE URO-CUTANEE

La comunicazione tra rene e pelle è fondamentalmente acquisita, come risultato di procedure chirurgiche o percutanee, sebbene abbia anche origine in una patologia renale preesistente con ostruzione litiasica o infezione concomitante. Le fistole vescico-cutanee sono più frequenti negli uomini, di solito come risultato di un cateterismo sovrapubico prolungato o di un'altra procedura chirurgica che colpisce la parete anteriore della vescica. I fattori predisponenti includono l'ostruzione infravescicale e l'iperattività del detrusore. Dall'altro lato, le fistole uretro-cutanee congenite sono rare, mentre le fistole acquisite sono di solito il risultato di complicazioni della chirurgia uretrale o sono secondarie a infezioni periuretrali dovute a stenosi uretrali complicate. La manifestazione clinica caratteristica è il drenaggio dell'urina attraverso un difetto cutaneo che può essere intermittente. Il paziente si trova in uno stato generale non buono dovuto alla condizione settica solitamente associata. La TAC può rivelare l'esistenza di un tragitto fistoloso che ha origine nel rene o nell'uretere o mettere in evidenza un rene non funzionante. La TAC e la risonanza magnetica sono le tecniche più sensibili per individuare le fistole, identificare le anomalie responsabili e definire il rapporto anatomico tra l'organo colpito e il difetto.

La cistografia minzionale può rivelare un'infiammazione con difetti di riempimento causati dall'edema mucoso, così come il tragitto fistoloso. La cistoscopia può confermare la diagnosi nella maggior parte dei casi e permette di prelevare campioni per lo studio anatomopatologico.

Le fistole uretro-cutanee possono drenare attraverso la pelle del pene o del perineo, e la loro evoluzione dipenderà dall'esistenza o meno di stenosi uretrali associate. I difetti associati alle stenosi infiammatorie di solito si sviluppano in più tratti a causa della presenza di pressioni minzionali elevate e di urina infetta. Nelle fistole uretrali, l'uretrografia retrograda e l'uretroscopia possono identificare la posizione anatomica del difetto e la presenza, il numero e la lunghezza delle stenosi associate.

Le fistole reno-cutanee possono essere trattate con la diversione urinaria. Fino al 20% delle esplorazioni chirurgiche di fistole reno-cutanee, si conclude con l'asportazione del rene compromesso. La ricostruzione chirurgica comprende il mantenimento della funzione renale, la risoluzione della causa sottostante, lo sbrigliamento del tessuto non vitale, l'interposizione di tessuto ben vascolarizzato e la creazione di un adeguato drenaggio urinario.

La maggior parte delle fistole uretro-cutanee sono dovute a diverse procedure ricostruttive di ipospadia. In questi casi, si raccomanda la chiusura in 2 o 3 piani, interponendo un lembo di pelle se necessario. D'altra parte, i pazienti con fistole uretro-cutanee spontanee dovute a stenosi uretrale bulbare richiedono diversione urinaria sovrapubica, sbrigliamento cutaneo ampio e uretrotomia.

Profilassi delle fistole

Si tratta dell'area di maggiore importanza in merito a questo argomento, poiché un buon numero di FU può essere evitato. La prevenzione deve basarsi sui seguenti principi:

- Conoscenza dell'anatomia normale e dell'anatomia alterata a causa di diverse patologie urogenitali.

- Corretta valutazione urogenitale preoperatoria, basata fondamentalmente sui risultati clinici, endoscopici e di *imaging*.
- Applicazione rigorosa di principi tecnici e tattici; ed estrema attenzione di fronte a fattori predisponenti o di rischio.
- Operare con esposizione ed emostasi adeguate.
- Conoscere i tempi, le aree critiche e le manovre chirurgiche a rischio. Ad esempio, l'uretere è esposto nella legatura del peduncolo infundibolo-pelvico (lombo-ovarico); nell'emostasi del peduncolo uterino, dove può essere legato, clampato, devascolarizzato e/o sezionato. Le difficoltà dovute al sanguinamento del peduncolo uterino costringono spesso a un reclamping alla cieca e, di conseguenza, molto pericoloso. Da qui l'importanza dell'identificazione anatomica con emostasi primaria e adeguata dell'arteria uterina. Allo stesso modo, l'uretere è esposto sopra i vasi iliaci, la fossa ovarica, nella dissezione della volta vaginale nel suo settore iuxtavescicale, e nella peritoneizzazione finale dell'isterectomia, in quanto l'uretere va ad aderire al peritoneo.
- A volte è strategico scoprire prima gli elementi anatomici a rischio, in particolare l'uretere. L'uretere deve essere identificato e spostato solo per quanto strettamente necessario, preservando il più possibile i tessuti peri-ureterali e avventizi, ricordando che la sua irrigazione nella pelvi proviene dal suo bordo esterno. L'identificazione tramite cateterismo ureterale è utile ma non garantisce

l'identificazione ureterale operatoria. I cateteri luminosi presentano maggiori vantaggi rispetto ai cateteri convenzionali.

- Riconoscimento delle lesioni intraoperatorie, e la loro riparazione immediata e adeguata, che permette risultati migliori.
- In caso di sospetto di ischemia o danno ureterale senza soluzione di continuità, si eseguirà una cateterizzazione cistoscopica per tre settimane.
- Evitare la dissezione per via smussa, con tampone, sulla vescica per separarla dalla cervice e dalla vagina. Questa manovra è molto devitalizzante ed espone a fistole vescico-vaginali.
- La radioterapia pelvica deve essere ben dosata, ben focalizzata e la strumentazione intravaginale deve essere ben posizionata.
- Si devono evitare coagulazioni vescicali e vaginali estese e indiscriminate.
- Risoluzione rapida e adeguata di travagli arrestati; uso prudente del forcipe.

TRATTAMENTI PALLIATIVI

Quando non possiamo offrire una soluzione al problema, ci sono trattamenti alternativi che è necessario conoscere, in modo da potersi adattare alle esigenze di ogni paziente e permettergli di sviluppare le sue attività nel modo più normale possibile. Questo permette l'integrazione sociale dei pazienti ed evita i problemi igienici che l'incontinenza comporta. I dispositivi utilizzati per l'incontinenza sono: cateteri vescicali, collettori e dispositivi occlusivi penieni esterni, sacche di raccolta e assorbenti:

1. **Cateteri vescicali permanenti**: indicati nell'incontinenza come ultima risorsa e anche transitoriamente durante il trattamento di dermatiti, piaghe da decubito o ulcere causate dal contatto con l'urina. Possono essere uretrali o sovrapubici (meglio tollerati) (Fig. 56). A meno che non ci sia una controindicazione formale (disreflessia autonomica), i cateteri dovrebbero essere usati chiusi con una valvola, un rubinetto o una cannula. Questo permette il riempimento della vescica e la minzione al momento opportuno (aprendo la valvola) e ha l'importante funzione di evitare una vescica disfunzionale, piccola e atrofica che causa gravi complicazioni.

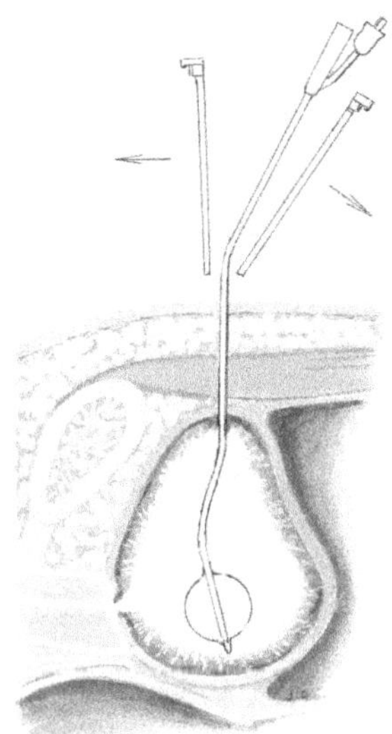

Fig. 56 Cistostomia sovrapubica

2. **Raccoglitori di urina**: simili ai preservativi, terminano con un tubo collegato alle sacche di raccolta dell'urina (Fig. 57). Non vanno mai usati collettori che comprimono il pene, perché possono causare lesioni irreparabili, soprattutto in pazienti con alterazioni della sensibilità.

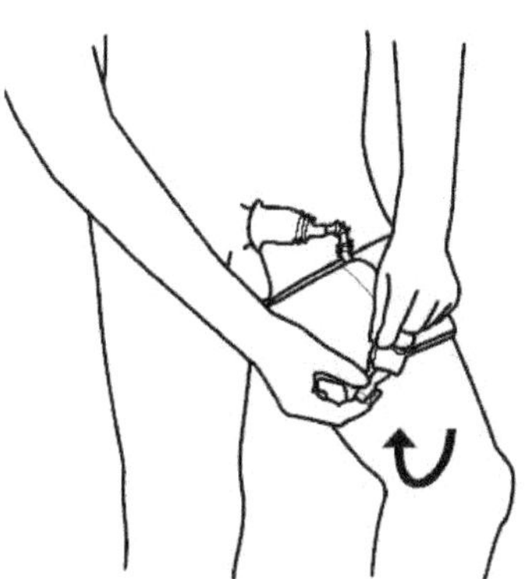

Fig. 57 Collettore esterno

3. Dispositivi occlusivi esterni: una fascia che si adatta al pene per prevenire l'incontinenza urinaria maschile. Ci sono modelli con Velcro® o con compressione a molla (Fig. 58), oggi in disuso a causa della loro scarsa efficacia, del disagio e dell'alta probabilità di lesioni della pelle del pene.

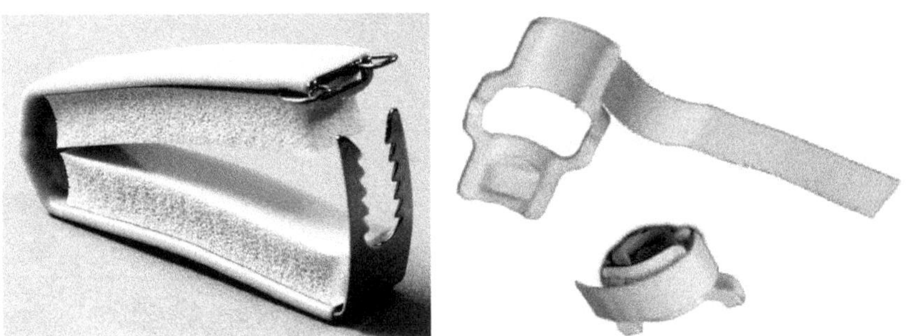

Fig. 58 Pinze peniene

4. Sacche per l'urina: si tratta di contenitori destinati ad immagazzinare l'urina, tutti progettati in modo simile e tendenzialmente riescono ad essere dissimulati. Queste sacche sono collegate al collettore di urina o catetere vescicale. A seconda del momento della giornata e dell'uso che se ne deve fare, si differenziano in sacche da gamba e sacche da letto.

5. Assorbenti: sono i trattamenti palliativi più usati per l'incontinenza urinaria. Sono dispositivi monouso che si adattano al corpo per assorbire e trattenere l'urina all'interno, al fine di mantenere la pelle asciutta e priva di umidità. Gli assorbenti possono essere utilizzati da tutte le persone con incontinenza perché sono facili da usare e non invasivi. A seconda della loro fattura e della loro capacità di assorbimento, possono essere utilizzati per l'incontinenza da lieve a molto grave. C'è una grande varietà di tipi di assorbenti, possono dunque essere adatti alle esigenze di ogni individuo. La scelta dell'assorbente è determinata dalle personali necessità del paziente, dal volume di urina emesso e dalla produzione di urina diurna o notturna (Fig. 59).

Gli assorbenti per incontinenza sono composti dai seguenti strati:

- Superficie filtrante: è lo strato a contatto con la pelle. È composto da materiale filtrante idrofilo che permette all'urina di passare rapidamente nell'assorbente, aiutando a mantenere la pelle asciutta.
- Nucleo assorbente: il nucleo è composto da cellulosa e da un materiale assorbente ad alta capacità di assorbimento. Il liquido viene trattenuto all'interno delle particelle assorbenti e si solidifica in una sostanza gelatinosa. Questo impedisce all'umidità di risalire di nuovo verso la pelle.
- Zona esterna impermeabile con o senza indicatore di umidità: questo è lo strato esterno, e il suo scopo è quello di impedire all'umidità di fuoriuscire verso i vestiti. Sotto questo strato impermeabile si trova l'indicatore di umidità, che consiste in una serie di linee che cambiano colore quando entrano in contatto con l'urina. Questo vi permette di sapere quando l'assorbente deve essere cambiato.

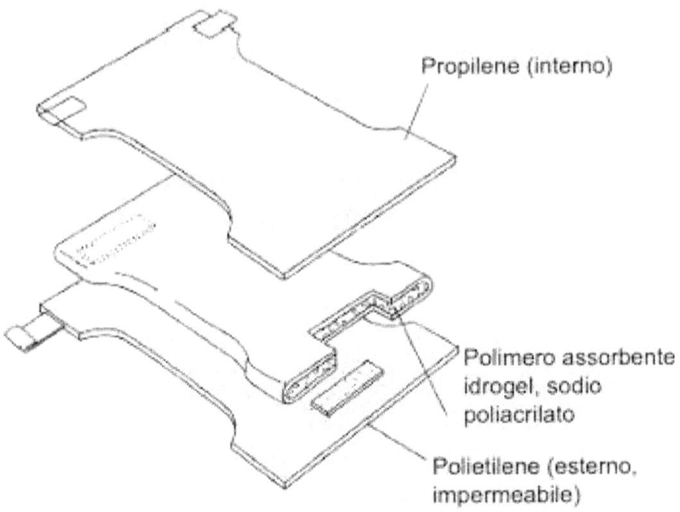

Fig. 59 Strati dei prodotti assorbenti

BIBLIOGRAFIA

1. *Incontinencia urinaria: Conceptos útiles para Atención Primaria.* Martínez Agulló E, Albert Torne R, Bernabé Corral BMadrid: Indas; 1998.
2. *Incontinencia urinaria. Incontinencia urinaria en las personas mayores.* Ruiz Cerda JL, Martínez Agulló E, Burgués Gasión JP, Arlandis Guzmán S, Jiménez Cruz JF. Doyma Newsletter; 2002; 5: 1-12.
3. *Incontinencia urinaria. Enuresis.* Martínez García R, Arlandis Guzmán S, Ruiz Cerdá JL, Burgués Gasión JP, Conejero Olesti A. Doyma Newsletter; 2002; 3: 1-12.
4. *Incontinencia Urinaria.* Fernandez-Gomez W, Pereyra-Flores W, Costabel G, Clavijo J, Nallem J, Montero D. Cuad. Urol. Urug. p 1-5, 1993.
5. *Tratamiento de la incontinencia post prostatectomía con estimulación eléctrica perineal.* Martínez L, Lorenzo L, Malfatto G, Clavijo J, Decia R, Machado M. I Congreso de Urología del MERCOSUR. Punta Del Este. Uruguay. 2001.
6. *Outcomes of Suprapubic Urethral Sphincter Injection Treatment (SUSIT) for Stress Incontinence in Women.* Rajbabu K, Clavijo

Eisele J, Lawrence W. Congress of the European Society for Urological Research. Athens. 2004.
7. *Urinary incontinence*. NICE Guideline. 2014.
8. *Guidelines on Urinary Incontinence*. European Association of Urology. 2013.
9. *Giggle incontinence: micción patológica durante la risa*. Fernández, W., Clavijo, J. Lab. de Neuro-urología. Depto. de Urología. Hosp. de Clínicas. Montevideo. I Congreso Ibero-Americano de Neuro-urología y Uro-ginecología. Punta Del Este. Uruguay. 1989.
10. *Minimally invasive polypropylene mesh sling for stress incontinence*. Clavijo-Eisele J, García L. J. Endourol. Vol. 15 (Supl 1), V6-P1, 2001.
11. *Reporte de Beca de la Confederación Americana de Urología. Incontinencia urinaria y Urología femenina*. Clavijo-Eisele J. Dep. of Urology. UCLA Medical Center. Los Angeles. US. 1997.
12. *Actualización sobre fístulas urinarias*. http://www.siicginecologia.com/etapa2/003/03828036det .htm.
13. *Fístulas génito-urinarias. Lesiones ureterales*. Galmés I, Zapardiel I, Bajo JM. En: Fundamentos de Ginecología (SEGO). pp 219-245.
14. *Fístulas urinarias. Puesta al día*. Allona Almagro A, Sanz Migueláñez JL, Pérez Sanz P, Pozo Mengual B, Navío Niño S. Actas Urol Esp. 2002 Nov-Dec; 26(10): 776-95.
15. *Male perineal sling with autologous aponeurosis and bone fixation - description of a technical modification*. Rios LA, Tonin RT, Panhoca R, De Souza OE, Filho LL, Mattos D Jr. Int Braz J Urol. 2003 Nov-Dec; 29 (6): 524-7.
16. *Riesgos en la cirugía ginecológica*. Belloso, R. Ed. Delta 1961.
17. *Vesicouterine fistula. A review*. Tancer, M.L. Obstet Gynecol. Surg. 1988; 41:743.
18. *Urological complications of pelvis radiotherapy*. Solsona E. et al. En Jewett MAS; Ed Oxford: Isis Medical Media; 1995:51.
19. *Surgical repair of vesicovaginal fistulas*. Huang. W.C. et al. Urol. Clin. N. Amer. 2002; 29 (3) 709.
20. *Fístulas vesicales*. Guzmán J.M. En: Urología en Esquemas. Libreros López Editores. 1990 pag. 330.

21. *Simplification of double day test to diagnose various types of vaginal fistulas*. O´Brien, W.M. et al., Urol. 1990; 36:456.
22. *Fístulas vesicovaginales*. Palma. P, Dávila.H Uroginecología 2006; 198:205.
23. *Early repair of iatrogenic injury to the ureter or bladder after gynecological surgery*. Blandy J.P. et al. J. Urol. 1991; 146:761.
24. *Transvaginal repair of vesicovaginal fistula using a peritoneal flap* Raz, S. et al. J. Urol. 1993; 150:56
25. *Observation on prevention and management of vesico-vaginal fistula after total hysterectomy*. Tancer M.L. Surg. Gynecol. Obstet 1992; 175:501.

CAPITOLO 5: VESCICA NEUROGENA

Fino a poco tempo fa, la causa più frequente di morte nei pazienti con lesioni del midollo spinale era legata a complicazioni secondarie alla disfunzione neuropatica dell'apparato urinario inferiore. Queste portano a infezioni del tratto urinario, litiasi, pressioni elevate nel sistema di raccolta e infine ad insufficienza renale.

GESTIONE DEI PAZIENTI CON VESCICA NEUROGENA

di Ana Pérez e Jorge Clavijo

Le lesioni neurologiche possono produrre una lesione relativamente fissa o stabile nel sistema nervoso (per esempio ictus, lesioni del midollo spinale e compressione della *cauda equina*) o un danno progressivo (per esempio demenza, morbo di Parkinson, sclerosi multipla e neuropatia periferica).

Le lesioni cerebrali provocano l'interruzione delle vie che collegano la corteccia cerebrale al nucleo pontino e, di conseguenza, la perdita del controllo volontario. Quando la vescica è piena, si contrarrà per l'azione del suo arco riflesso parasimpatico midollare, senza che il soggetto possa evitarlo, anche se ha conservato lo stimolo minzionale ed è consapevole del fatto che sta per urinare.

Le lesioni midollari sovrasacrali si trovano tra il nucleo pontino e i nuclei midollari della minzione. Colpiranno il midollo cervicale e toracico. I nuclei midollari della minzione rimangono illesi, conservando i loro archi riflessi. Il danno colpisce le vie nervose provenienti dal nucleo pontino, che sono responsabili del coordinamento dei nuclei della minzione e, quindi, dell'azione coordinata della vescica e dello sfintere uretrale. Le vie nervose di coordinamento sono interrotte e gli archi riflessi midollari vengono liberati dal loro controllo. Se la lesione è completa, la vescica si comporta in modo automatico, così che quando si riempie, si svuota senza che il paziente ne sia consapevole, a differenza di quanto accadrebbe nel caso di lesioni neurologiche cerebrali. Un'altra importante differenza con le lesioni cerebrali è che, dal momento che la coordinazione parasimpatico-simpatico-pudendo non è modulata dal nucleo pontino, gli archi riflessi rilasciati provocheranno azioni non coordinate nella vescica e nell'uretra; questa alterazione è chiamata dissinergia. Questa mancanza di coordinazione dei nuclei midollari della minzione farà sì che la vescica inizi la fase di svuotamento grazie alla contrazione del detrusore mentre il collo vescicale e lo sfintere esterno dell'uretra rimangono chiusi, impedendo o ostacolando il deflusso dell'urina (ostruzione funzionale).

La vicinanza dei centri neurologici che controllano le funzioni intestinali e sessuali a quelli coinvolti nella continenza e nella minzione significa che molte persone con malattie neurologiche avranno una combinazione di disfunzioni urinarie, intestinali e sessuali. Il team clinico non deve trattare i problemi del tratto urinario inferiore in modo isolato, bensì deve affrontare i problemi associati in altri apparati utilizzando un approccio globale.

I sintomi della disfunzione neurologica del tratto urinario inferiore possono essere legati a problemi di continenza o minzionali. I sintomi di riempimento (immagazzinamento) includono un aumento della frequenza minzionale e incontinenza urinaria. Ci sono effetti collaterali che possono inoltre manifestarsi come risultato di una disfunzione neurologica. Ad esempio, c'è un marcato aumento del rischio di infezione del tratto urinario e la funzione renale può deteriorarsi come risultato di pressioni anormalmente elevate all'interno della vescica, effetti dell'infezione del tratto urinario e come risultato di litiasi renali.

A seguire alcuni esempi di malattie neurologiche che possono influenzare la funzione del tratto urinario inferiore (Fig. 60).

	Malattie congenite e perinatali	**Malattie stabili acquisite**	**Malattie progressive o degenerative acquisite**
A livello cerebrale	Paralisi cerebrale	Ictus Lesioni encefaliche	Sclerosi multipla Morbo di Parkinson Demenza Atrofia multisistemica

A livello del midollo spinale soprasacrale	Disrafismo spinale (mielomeningocele, ecc.)	Lesione del midollo spinale	Sclerosi multipla Spondilosi cervicale con mielopatia
A livello del midollo spinale sacrale e dei nervi periferici	Disrafismo spinale Agenesia sacrale Anomalie ano-rettali	Sindrome della *cauda equina* Lesione del midollo spinale Lesione del nervo periferico a causa di chirurgia pelvica radicale	Neuropatia periferica

Fig. 60 Disturbi neurologici con ripercussioni sull'apparato urinario inferiore

Gli interventi medici spesso non ripristinano la normale funzione urinaria e la qualità della vita può essere influenzata dal trattamento della disfunzione neurologica. I pazienti dovranno affrontare gli effetti collaterali dei farmaci, le eventuali conseguenze sociali e psicologiche dell'autocateterizzazione intermittente, l'impatto della cateterizzazione permanente (che causa un progressivo deterioramento) e l'uso continuo di farmaci o dispositivi. Tutto ciò può anche avere un impatto sulla qualità della vita dei membri della famiglia e di chi lo assiste, e ci possono essere problemi legati alle richieste fisiche di assistere una persona con una malattia neurologica e problemi urinari, così come conseguenze psicologiche, relazionali e sociali.

La conservazione della funzione renale è di fondamentale importanza. L'insufficienza renale è il principale fattore di mortalità nei pazienti con lesioni del midollo spinale che sopravvivono al trauma iniziale. Questo ha dato origine alla regola aurea nel trattamento della vescica neurogena (VN): assicurarsi che la pressione del detrusore si mantenga entro limiti sicuri durante le fasi di riempimento e di svuotamento. Questa strategia ha ridotto significativamente la **mortalità** per cause urologiche in questo gruppo di pazienti.

Il trattamento dell'incontinenza urinaria è importante per la riabilitazione dei pazienti e quindi contribuisce significativamente alla qualità della vita. È anche essenziale nella prevenzione delle infezioni del tratto urinario. Quando la continenza completa non può essere raggiunta, si possono usare metodi per ottenere un controllo socialmente accettabile dell'incontinenza. La qualità della vita del paziente è una parte fondamentale di qualsiasi decisione terapeutica.

Il costo economico della gestione della disfunzione urinaria neurogena è considerevole. Ci sono costi significativi associati all'uso di assorbenti, apparecchi, cateteri, farmaci e interventi chirurgici. Un onere finanziario ulteriore deriva dai requisiti per un *caregiver*, per l'assistenza infermieristica e per il supporto medico. La capacità di lavorare di una persona può essere influenzata da una disfunzione neurologica. Esiste inoltre una spesa significativa per il follow-up dei pazienti, alcuni dei quali richiedono cure a lungo termine.

Valutazione

È necessaria una valutazione clinica completa, compreso l'esame fisico urologico e neurologico (almeno quelli di base). I riflessi rotuleo (da L2 a L4) e bulbo-cavernoso (da L5 a S5) coprono la maggior parte delle aree di interesse. Misurare la qualità della vita con questionari (RAND/SF 36 o simili) (si veda a fine capitolo – Fig. 67), e misurarla di nuovo dopo un intervento medico o chirurgico.

Considerare la valutazione della funzione renale con metodi sensibili come la *clearance* della creatinina (ClCr) o la frazione di filtrazione glomerulare isotopica con DTPA.

Ecografia

Offrire un controllo continuo con ecografia urinaria per i pazienti considerati ad alto rischio di complicazioni renali (a cadenza annuale). Quelli ad alto rischio includono persone con lesioni del midollo spinale o spina bifida e quelli con caratteristiche urodinamiche come bassa *compliance*, dissinergia detrusore-sfintere o reflusso vescico-ureterale.

Esami urodinamici

Non eseguire di routine esami urodinamici (come cistometria e studi di pressione-flusso) in persone che si ritiene abbiano un basso rischio di complicazioni renali (ad esempio, la maggior parte delle persone con sclerosi multipla).

Eseguire gli studi in pazienti ad alto rischio (ad esempio, persone con spina bifida, lesioni del midollo spinale o anomalie ano-rettali). Eseguirli anche prima di trattamenti chirurgici per disfunzioni neurologiche. Nei pazienti ad alto rischio, eseguire studi urodinamici di *follow-up* almeno ogni 2 anni.

Trattamento

Dare informazioni adeguate sulla forma fisica e la funzione cognitiva per promuovere la partecipazione attiva del paziente nella sua cura e gestione. Nei pazienti con un'alta pressione del detrusore durante la fase di riempimento (iperattività del detrusore – iperreflessia – , bassa distensibilità del detrusore) o la fase di svuotamento (dissinergia detrusore-sfintere; altre cause di ostruzione dell'uretra), il trattamento è fondamentalmente volto a **far diventare una vescica ad alta pressione un serbatoio a bassa pressione nonostante la risultante urina residua, che viene espulsa tramite cateterismo intermittente**. Questo concetto è fondamentale e deve essere ricordato in ogni momento.

Trattamento conservativo

1. **Svuotamento vescicale assistito**: lo svuotamento incompleto della vescica è un fattore di rischio significativo per l'IU, l'elevata pressione intravescicale durante la fase di riempimento, il deterioramento della funzione renale e l'incontinenza. Nei pazienti con VN, si applicano metodi per migliorare il processo di svuotamento:

- La minzione mediante sforzo addominale (Valsalva) o compressione ipogastrica con la manovra di Credé non devono essere praticate a causa delle alte pressioni intravescicali. Il paziente deve essere informato di questi rischi.
- Minzione riflessa innescata: la stimolazione dei dermatomeri sacrali o lombari in pazienti con lesioni del midollo spinale può innescare una contrazione riflessa del detrusore. È molto

difficile che questa minzione sia coordinata e a bassa pressione. Non va praticata, e il paziente deve essere informato in merito a questi rischi.
- Tecniche per modificare il comportamento: vengono utilizzate per migliorare la continenza e consistono in minzione immediata, minzione programmata (allenamento vescicale) e modifiche dello stile di vita.

2. Farmaci: non esiste un unico farmaco per trattare la VN. Attualmente, una combinazione di farmaci appropriati e individualizzati è il modo migliore per ottimizzare i risultati. Gli anticolinergici sono i farmaci più comunemente usati per trattare l'iperattività neurogena del detrusore. È possibile che i pazienti neurogeni abbiano bisogno di una dose maggiore di anticolinergici rispetto a quelli con iperattività detrusoriale idiopatica. Il Mirabegron, un beta-stimolante selettivo, è il farmaco di seconda linea nei pazienti senza controindicazioni.

Gli inibitori della fosfodiesterasi hanno dimostrato effetti significativi sull'iperattività del detrusore negli studi iniziali e potrebbero in futuro diventare un'alternativa o un'aggiunta alla terapia anticolinergica.

Un trattamento aggiuntivo con desmopressina potrebbe aumentare l'efficacia del trattamento, così come l'uso selettivo di imipramina.

In caso di ipoattività del detrusore, l'uso di colinergici, come il cloruro di betanecolo e il bromuro di distigmina, non è utile. Si raccomanda di non usarli e di informare il paziente dei rischi di minzione incompleta.

Per quanto riguarda l'aumento della resistenza del meccanismo di chiusura dell'uretra, diversi farmaci hanno mostrato efficacia per il trattamento di casi specifici di incontinenza urinaria da sforzo lieve, ma gli effetti collaterali sono gravi nei pazienti con VN. Si raccomanda di non usarli e di informare il paziente dei rischi.

Gli alfa-bloccanti non devono essere proposti come trattamento per la ritenzione (ostruzione) causata da una malattia neurologica. Sono inefficaci e provocano un aumento della pressione intravescicale durante la fase di minzione, e la compromissione della funzione renale. Si raccomanda di informare il paziente in merito a questi rischi.

3. La neuromodulazione elettrica <u>non</u> deve essere usata in casi di VN. Nella maggior parte dei casi produce risultati troppo variabili, è costosa e può causare complicazioni (pazienti con sensibilità alterate). Da riservare a casi selezionati o a scopo di ricerca.

4. Dispositivi esterni: come ultima risorsa, la continenza in situazioni sociali può essere ottenuta raccogliendo l'urina durante l'incontinenza. I cateteri esterni (*condom*) con dispositivi di raccolta dell'urina sono un metodo pratico per i pazienti di sesso maschile. In alternativa, i prodotti assorbenti per l'incontinenza possono offrire una soluzione valida. In entrambi i casi, il rischio di infezione deve essere attentamente considerato. A causa del rischio di un'alta pressione intravescicale, la pinza peniena è assolutamente controindicata e può anche provocare ulcere cutanee.

Nei pazienti cateterizzati, per prevenire infezioni, occorre valutare la possibilità di utilizzare una valvola, un rubinetto o una cannula da catetere come alternativa al drenaggio continuo in una sacca di raccolta (Fig. 61). Per assicurarsi che si tratti di una valvola appropriata, vanno prese in considerazione le preferenze dell'individuo, la situazione dei membri della famiglia e il supporto del *caregiver*, così come l'abilità manuale del paziente, la capacità cognitiva e la funzione del tratto urinario inferiore.

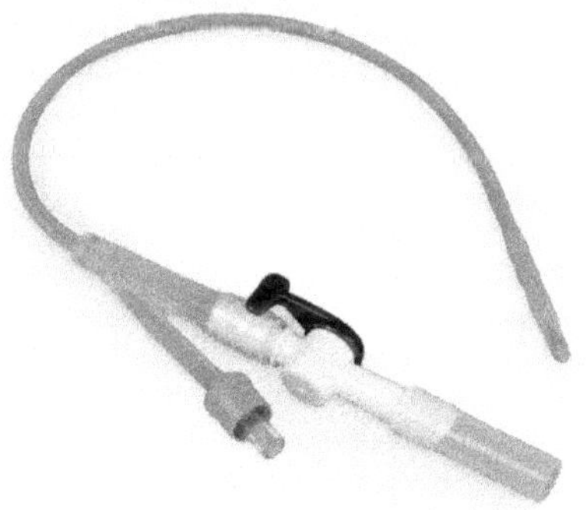

Fig. 61 Catetere con valvola

5. **Cateterismo intermittente**: il cateterismo intermittente (CI) da parte del paziente o di un'altra persona è il metodo di prima scelta per il trattamento della VN (Fig. 62). Risulta efficace nei pazienti con:

- Ipocontrattilità o acontrattilità del detrusore.
- Iperattività del detrusore, dopo che l'iperattività del detrusore è stata trattata.

Il CI sterile riduce significativamente il rischio di infezioni del tratto urinario (UTI) o batteriuria, rispetto al CI pulito. Tuttavia, non può essere considerato una procedura di routine (da utilizzare solo in pazienti ospedalizzati o immunodepressi). Il CI asettico è un'alternativa che fornisce un significativo effetto benefico in termini di riduzione della possibilità di contaminazione esterna. La frequenza media giornaliera del CI è di 4-6 volte e la dimensione del catetere dovrebbe essere di 12-14 F. Un CI meno frequente porta a volumi di svuotamento più elevati e ad un maggior rischio di UTI. Un CI più frequente aumenta il rischio di infezione e altre complicazioni. Il volume della vescica al momento del CI deve essere inferiore a 400 ml. La prevalenza delle complicazioni può essere limitata da un'adeguata educazione del paziente, dall'uso di tecniche non traumatiche e da precauzioni igieniche di base per prevenire infezioni.

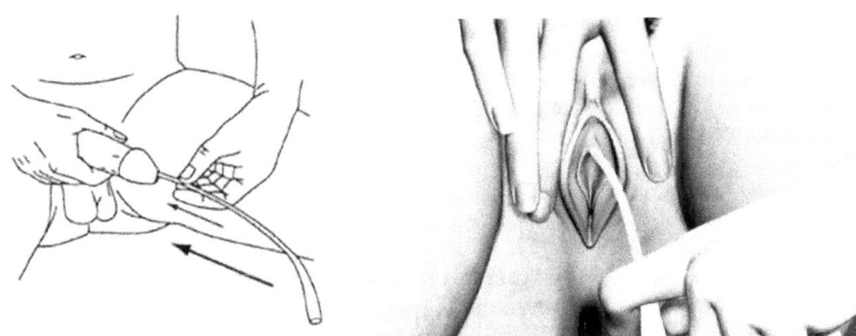

Fig. 62 Autocateterismo

6. Cateterismo permanente: il cateterismo transuretrale permanente e, in misura minore, la cistostomia sovrapubica costituiscono significativi e precoci fattori di rischio per le UTI e altre complicazioni (litiasi, cancro). I cateteri in silicone costituiscono i cateteri di prima scelta perché sono meno vulnerabili alle incrostazioni e a causa dell'alta incidenza di allergia al lattice nella popolazione con VN. La cateterizzazione transuretrale permanente e la cateterizzazione sovrapubica devono essere usate solo in casi eccezionali, sotto stretto controllo, e il catetere deve essere cambiato con la frequenza necessaria. I cateteri in silicone costituiscono i cateteri di prima scelta e devono essere cambiati ogni 4-6 settimane, mentre i cateteri in lattice devono essere cambiati più spesso. I cateteri rivestiti d'argento durano 3 o più mesi. La frequenza può variare secondo la raccomandazione microbiologica locale.

Trattamenti endoscopici

La terapia di instillazione intravescicale di farmaci e l'elettrostimolazione intravescicale hanno risultati scarsi e imprevedibili. Non devono essere usati.

Le **iniezioni intravescicali di tossina botulinica** causano una denervazione chimica reversibile che dura da 6 a 12 mesi. Le iniezioni sono date nel detrusore ad una dose che dipende dalla preparazione utilizzata. La tossina botulinica A si è dimostrata efficace in uno studio randomizzato e controllato con placebo in casi di VN. La debolezza muscolare generalizzata è un effetto avverso occasionale. La dose abituale è da 200 a 300 UI. L'iniezione di tossina botulinica nel muscolo detrusore è il trattamento minimamente invasivo più efficace per ridurre l'iperattività neurogena del detrusore.

Le iniezioni di tossina botulinica A con cateterismo intermittente costituiscono la migliore gestione iniziale (e generalmente a lungo termine) per la maggior parte dei pazienti con iperreflessia e un meccanismo di chiusura uretrale moderatamente competente. La tecnica è stata descritta in precedenza.

Trattamento chirurgico

1. Interventi su uretra e collo vescicale: l'aumento della resistenza nel meccanismo di chiusura dell'uretra comporta il rischio intrinseco di generare un'elevata pressione intravescicale durante la fase della minzione. Gli interventi per trattare l'incontinenza da insufficienza sfinterica sono sicuri e utili solo quando l'attività del detrusore è controllata, o può essere controllata, e non c'è un reflusso vescico-ureterale significativo. Inoltre, queste tecniche richiedono che l'uretra e il collo vescicale siano in buone condizioni e, per la maggior parte, richiedono una cateterizzazione intermittente dopo l'operazione.

Questi interventi includono la sospensione uretrale con benderelle nelle donne. Negli uomini, le sospensioni sono meno prevedibili e lo sfintere artificiale è l'opzione più comune. Nei pazienti con incontinenza neurogena da sforzo, non vanno usate benderelle sintetiche. Lo sfintere urinario artificiale ha superato la prova del tempo nei pazienti con VN. La necessità di revisioni è diminuita significativamente con le nuove generazioni di dispositivi. Le tecniche sono state descritte in precedenza.

La sfinterotomia e l'incisione del collo vescicale provocano pazienti incontinenti e non devono essere utilizzate.

2. **Interventi sulla vescica:**

- **Miectomia del detrusore**: ha risultati a lungo termine da mediocri ad accettabili (Fig. 63). I suoi vantaggi sono: bassa morbilità chirurgica, bassa incidenza di effetti avversi a lungo termine, effetto positivo sulla qualità della vita del paziente e non impedisce interventi successivi.

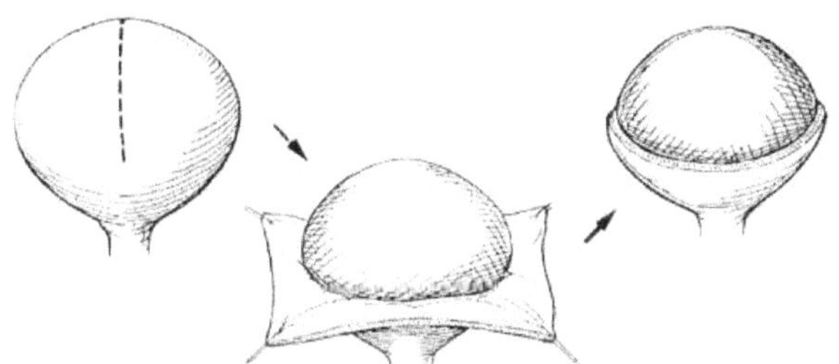

Fig. 63 Autoaumento mediantc miectomia e diverticolizzazione[8]

- **Denervazione, deafferentazione, neuro-stimolazione e neuromodulazione**: queste diverse tecniche volte a distruggere o modificare l'innervazione periferica del detrusore sono state abbandonate a causa degli scarsi e troppo variabili risultati a lungo termine e di alcune gravi complicazioni.

Cistoplastica di ampliamento

Si consideri la cistoplastica di ampliamento con l'utilizzo di un segmento intestinale per gli individui con disturbi neurologici non progressivi e

[8] *Augmentation Cystoplasty*. Ashraf Abou-Elela (2011), in Pretransplant Recepients, Understanding theComplexities of Kidney Transplantation, Prof. Jorge Ortiz (Ed.), ISBN: 978-953-307-819-9, InTech.

complicazioni (ad esempio, idronefrosi o incontinenza), e solo dopo un'accurata valutazione clinica e urodinamica e la discussione con il paziente e/o la famiglia e i *caregiver* in merito a complicazioni, rischi e trattamenti alternativi. I pazienti richiedono un *follow-up* continuo dopo la cistoplastica a causa del rischio di complicazioni a lungo termine. Le potenziali complicazioni includono effetti metabolici, come lo sviluppo di carenza di vitamina B12 e lo sviluppo di cancro alla vescica o litiasi.

L'espansione della vescica tramite l'intestino (o più raramente la sua sostituzione) ridurrà l'iperreflessia detrusoriale. Le complicazioni di queste tecniche includono infezioni del tratto urinario, litiasi, perforazione, cancro (previa metaplasia) e disturbi metabolici, produzione di muco e sindrome dell'intestino corto. Poiché l'età della popolazione di pazienti con VN, quando si esegue l'intervento, è generalmente molto più giovane di quella dei pazienti con cancro della vescica, è importante valutare tutte le possibili complicazioni a lunghissimo termine. Pertanto, questi interventi devono essere utilizzati con cautela nei pazienti con VN, anche se sono necessari quando tutti i metodi terapeutici meno invasivi hanno fallito.

La cistoplastica di ampliamento è un'opzione valida per ridurre la pressione del detrusore e aumentare la capacità vescicale quando i trattamenti più conservativi hanno fallito. Sono state pubblicate diverse tecniche e la più comunemente usata è descritta nel capitolo sull'incontinenza da urgenza.

Diversione urinaria

Quando nessun altro trattamento ha avuto successo o è stato possibile, si può considerare la diversione urinaria per proteggere l'apparato urinario superiore e migliorare la qualità della vita del paziente.

- **Diversione continente**: dovrebbe essere la prima scelta per la diversione. È un'opzione migliore rispetto ad un catetere permanente o di un catetere sovrapubico. Alcuni pazienti con limitata abilità manuale preferiscono un urostoma all'uso dell'uretra per il cateterismo intermittente, soprattutto le donne. Lo stoma continente viene creato con una varietà di tecniche. Tutte queste tecniche hanno complicazioni frequenti, come necrosi, ernia peristomale o stenosi. La continenza a breve termine supera l'80% e si ottiene una buona protezione dell'apparato urinario superiore. Per ragioni estetiche, l'ombelico è spesso usato per posizionare lo stoma (Fig. 64).

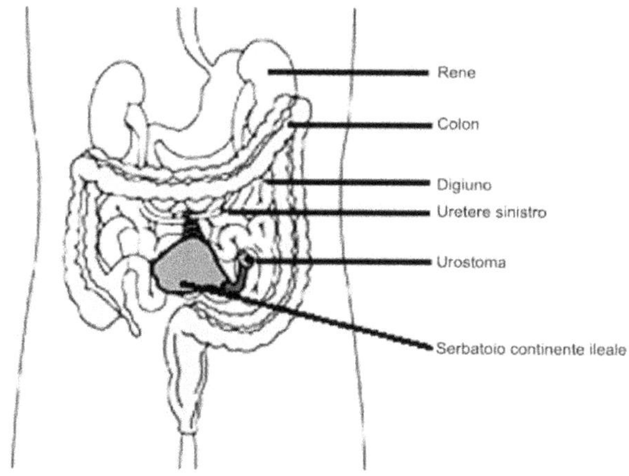

Fig. 64 Serbatoio continente ileale con stoma cateterizzabile

- **Diversione incontinente**: quando la cateterizzazione intermittente è impossibile (a causa di problemi motori, visivi, ecc.) è possibile effettuare una diversione incontinente con uno stoma verso una sacca di raccolta per l'urina. Fortunatamente, questa indicazione è poco frequente al giorno d'oggi, perché si possono offrire molte alternative adeguate. Può essere presa in considerazione in pazienti in sedia a rotelle o costretti a letto con incontinenza non trattabile e non controllabile, in pazienti con una vescica gravemente compromessa, quando l'apparato urinario superiore è gravemente compromesso e in pazienti che rifiutano altri trattamenti. Nella maggior parte dei casi viene utilizzato un condotto ileale per la diversione (Fig. 65). I risultati a lungo termine sono piuttosto scarsi e le complicazioni previste giustificano un *follow-up* continuo. Lo smistamento può essere accompagnato da una semplice cistectomia per evitare le complicazioni di una vescica non funzionante.

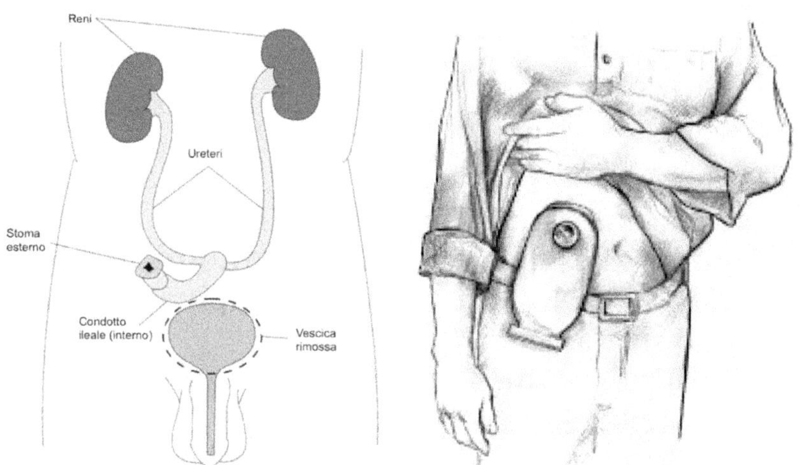

Fig. 65 Diversione esterna incontinente tramite condotto ileale, con o senza cistectomia[9]

[9] Immagini modificate da *niddk.nih.gov*.

DISREFLESSIA AUTONOMICA

di Tomás Rosenbaum e Jorge Clavijo

Definizione

La disreflessia autonomica (DA) è una massiccia risposta riflessa adrenergica autonoma non regolata in pazienti con lesioni del midollo spinale (LMS) sopra il livello simpatico (T5-T6).

Costituisce un'emergenza per i pazienti con vescica neurogena, caratterizzata da un improvviso innalzamento della pressione arteriosa.

Eziologia

Uno stimolo sensoriale (generalmente non percepito a causa di una lesione neurologica) di solito dalla vescica o dall'intestino, produce nel midollo spinale un riflesso con risposta di rilascio simpatico. Questo porta alla vasocostrizione periferica e alla conseguente ipertensione. I barocettori nelle arterie carotidi rilevano l'ipertensione. Il cervello reagisce riducendo la frequenza cardiaca attraverso il sistema parasimpatico (il più basso possibile a causa della LMS). Questa bradicardia non è sufficiente per abbassare la pressione e l'ipertensione continua. La risposta autonomica simpatica prevale sotto il livello della LMS, e la risposta autonomica parasimpatica prevale su di essa (Fig. 66).

La frequenza va dal 48 al 90% di tutte le persone che soffrono di lesioni a T6 e oltre. La DA si verifica durante il parto in circa due terzi delle donne incinte con LMS al di sopra di T6.

Diagnosi
La diagnosi è clinica.

Storia clinica: qualsiasi stimolo al di sotto del livello di lesione spinale può causare un episodio di DA (il dolore e le altre sensazioni sono ovviamente assenti al di sotto di quel livello quando la lesione è completa).

Fattori scatenanti a cui prestare attenzione:
- Distensione vescicale
- Infezioni del tratto urinario
- Cistoscopia
- Urodinamica
- Dissinergia detrusore-sfintere
- Epididimite o compressione scrotale
- Distensione intestinale
- Fecaloma
- Calcoli biliari
- Ulcere gastriche o gastriti
- Studi invasivi
- Emorroidi
- Irritazione gastro-colica
- Appendicite o altra patologia addominale
- Mestruazioni
- Gravidanza (specialmente il travaglio)
- Vaginite
- Rapporti sessuali
- Eiaculazione
- Trombosi venosa profonda
- Embolia polmonare

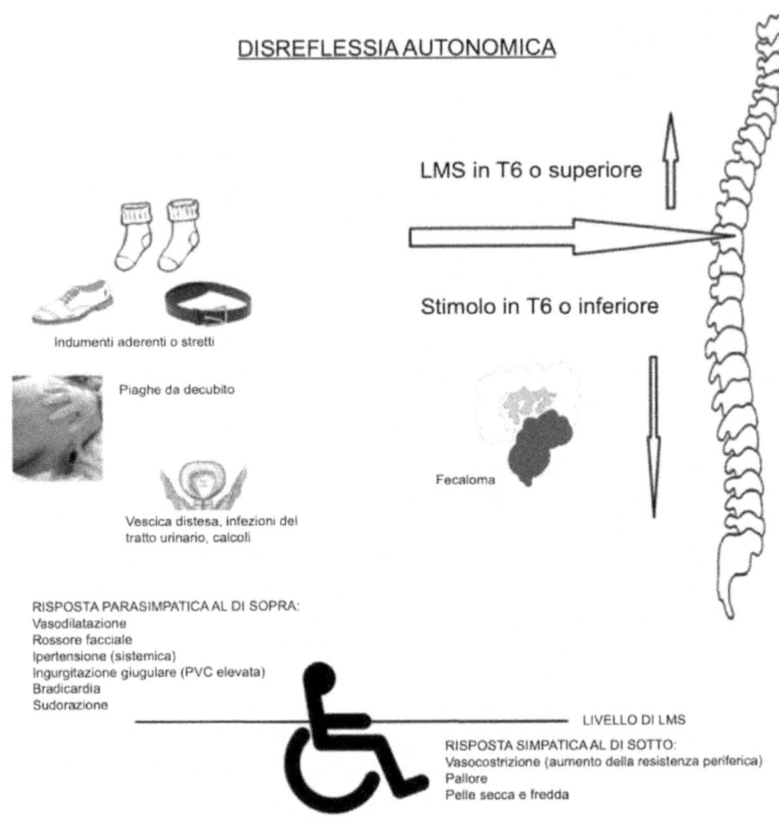

Fig. 66 Meccanismo della risposta di disreflessia autonomica

- Piaghe da decubito
- Unghie incarnite
- Ustioni o scottature solari
- Punture di insetti
- Contatto con oggetti duri o taglienti
- Variazioni di temperatura
- Abbigliamento, scarpe o tutori stretti o costrittivi
- Fratture o altri traumi
- Procedure chirurgiche o diagnostiche

- Dolore

Sintomi:
- Forte sudorazione (specialmente in faccia, collo e spalle)
- Piloerezione (pelle d'oca)
- Frequenti arrossamenti della pelle (specialmente su viso, collo e spalle)
- Visione offuscata e macchie nel campo visivo (scotomi)
- Congestione nasale
- Cefalee

Storia personale: precedenti episodi di DA. Problemi medici in corso, come quelli menzionati sopra.

Esame fisico:
- Improvviso aumento significativo della pressione arteriosa sistolica e diastolica.
- Addome: prestare attenzione a: distensione della vescica, distensione addominale, piaghe da decubito e segni di addome acuto (rigidità e difesa).
- TR: fecaloma ed emorroidi.
- Genitali esterni: epididimite, compressione scrotale, urina torbida o maleodorante (indizio di infezione del tratto urinario).
- TV: mestruazioni, gravidanza, vaginiti.
- Arti inferiori: trombosi venosa profonda, piaghe da decubito, infezioni periungueali.
- In generale: ustioni o scottature solari, vesciche cutanee, punture di insetti, fratture o altri traumi.

- Sudorazione profusa sopra il livello della lesione, specialmente su viso, collo e spalle; raramente si verifica sotto il livello della lesione. Piloerezione al di sopra, o raramente al di sotto, del livello della lesione. Arrossamento cutaneo sopra il livello della lesione, specialmente su viso, collo e spalle; questo è un segno frequente.

Esami:
- Sangue: gravidanza, emocromo.
- Urina: infezione del tratto urinario.

Imaging:
Ecografia: distensione della vescica, calcoli biliari, trombosi venosa profonda.

Se si sospetta la presenza di fratture o altri traumi, utilizzare la diagnostica per immagini necessaria.

Se ci sono informazioni disponibili da studi urodinamici precedenti: presenza di dissinergia detrusore-sfintere.

Trattamento

Medico

Far sedere il paziente immediatamente e allentare qualsiasi indumento o dispositivo costrittivo. L'ortostatismo porta all'accumulo di sangue nelle estremità inferiori e può ridurre la pressione arteriosa.

Se il paziente non ha un catetere urinario permanente, deve essere cateterizzato. Se il paziente ha un catetere urinario, occorre controllare il sistema di drenaggio lungo tutta la sua lunghezza per verificare che non ci siano pieghe, costrizioni o ostruzioni e per assicurarne il corretto posizionamento.

Utilizzare un agente antipertensivo ad azione rapida e di breve durata, mentre le cause di DA sono in fase di studio, se la pressione arteriosa è uguale o superiore a 150 mm Hg (sistolica). Gli agenti più comunemente usati sono la Nifedipina e i nitrati (ad esempio la nitroglicerina). La Nifedipina deve essere nella forma a rilascio immediato; mordere e deglutire è il metodo migliore di somministrazione del farmaco (non la somministrazione sublinguale).

I pazienti che hanno già sperimentato episodi di DA sono trattati con antipertensivi prima delle procedure note per causare questa reazione.

Il trattamento chirurgico può essere necessario se ci sono fattori scatenanti che lo richiedono per la risoluzione (ascessi, fratture).

Complicazioni

Le complicazioni associate alla disreflessia autonomica derivano da una grave ipertensione periferica e includono emorragia retinica e/o cerebrale, infarto miocardico e convulsioni.

Risultati

Una volta rimosso lo stimolo iniziale, l'ipertensione si risolve.

Questionario per il paziente (SF-36) 1/3

Versione Italiana ufficiale, di Apolone et al. 1997 (progetto IQOLA), dall'originale inglese di Ware and Sherbourne, 1992

Scelga una risposta per ogni domanda

1. In generale direbbe che la Sua salute è....				
Eccellente	**Molto buona**	**Buona**	**Passabile**	**Scadente**
1	2	3	4	5

2. **Rispetto a un anno fa**, come giudicherebbe, ora, la Sua salute in generale?				
Decisamente migliore adesso rispetto a un anno fa	**Un po' migliore adesso rispetto a un anno fa**	**Più o meno uguale rispetto a un anno fa**	**Un po' peggiore adesso rispetto a un anno fa**	**Decisamente peggiore adesso rispetto a un anno fa**
1	2	3	4	5

Le seguenti domande riguardano alcune attività che potrebbe svolgere nel corso di una qualsiasi giornata. Ci dica, scegliendo una risposta per ogni riga, se attualmente la **Sua salute** La limita nello svolgimento di queste attività.

	Sì, mi limita parecchio	**Sì, mi limita parzialmente**	**No, non mi limita per nulla**
3. **Attività fisicamente impegnative**, come correre, sollevare oggetti pesanti, praticare sport faticosi	1	2	3
4. **Attività di moderato impegno fisico**, come spostare un tavolo, usare l'aspirapolvere, giocare a bocce o fare un giretto in bicicletta	1	2	3
5. Sollevare o portare le borse della spesa	1	2	3
6. Salire **qualche** piano di scale	1	2	3
7. Salire **un** piano di scale	1	2	3
8. Piegarsi, inginocchiarsi o chinarsi	1	2	3
9. Camminare **per un chilometro**	1	2	3
10. Camminare **per qualche centinaia di metri**	1	2	3
11. Camminare **per circa cento metri**	1	2	3
12. Fare il bagno o vestirsi da soli	1	2	3

Fig. 67(1/3) Questionario RAND/SF 36[10]

[10] Immagine modificata da *globeweb.org*.

Questionario per il paziente (SF-36) 2/3

Nelle ultime quattro settimane, ha riscontrato i seguenti problemi sul lavoro o nelle altre attività quotidiane, **a causa della Sua salute fisica**?

Risponda **Sì** o **No** a ciascuna domanda.	**Sì**	**No**
13. Ha ridotto **il tempo** dedicato al lavoro o ad altre attività	**1**	**2**
14. Ha **reso** meno di quanto avrebbe voluto	**1**	**2**
15. Ha dovuto limitare alcuni **tipi** di lavoro o di altre attività	**1**	**2**
16. Ha avuto difficoltà nell'eseguire il lavoro o altre attività (ad esempio, ha fatto più fatica)	**1**	**2**

Nelle ultime quattro settimane, ha riscontrato i seguenti problemi sul lavoro o nelle altre attività quotidiane, **a causa del Suo stato emotivo** (quale il sentirsi depresso o ansioso)?

Risponda **Sì** o **No** a ciascuna domanda.	**Sì**	**No**
17. Ha ridotto **il tempo** dedicato al lavoro o ad altre attività	**1**	**2**
18. Ha **reso** meno di quanto avrebbe voluto	**1**	**2**
19. Ha avuto un calo di **concentrazione** sul lavoro o in altre attività	**1**	**2**

20. Nelle ultime quattro settimane, in che misura la Sua salute fisica o il Suo stato emotivo hanno interferito con le normali attività sociali con la famiglia, gli amici, i vicini di casa i gruppi di cui fa parte? (Indichi un numero)

Per nulla	**Leggermente**	**Un po'**	**Molto**	**Moltissimo**
1	**2**	**3**	**4**	**5**

21. Quanto dolore **fisico** ha provato nelle ultime quattro settimane? (Indichi un numero)

Nessuno	**Molto lieve**	**Lieve**	**Moderato**	**Forte**	**Molto forte**
1	**2**	**3**	**4**	**5**	**6**

22. Nelle ultime quattro settimane, in che misura il **dolore** L'ha ostacolata nel lavoro che svolge abitualmente, sia in casa sia fuori? (Indichi un numero)

Per nulla	**Molto poco**	**Un po'**	**Molto**	**Moltissimo**
1	**2**	**3**	**4**	**5**

Fig. 67(2/3) Questionario RAND/SF 36

Questionario per il paziente (SF-36) 3/3

Le seguenti domande si riferiscono a come si è sentito **nelle ultime quattro settimane.** Risponda a ciascuna domanda scegliendo la risposta che più si avvicina al Suo caso.

Per quanto tempo nelle ultime quattro settimane si è sentito...

	Sempre	Quasi sempre	Molto tempo	Una parte del tempo	Quasi mai	Mai
23. Vivace e brillante?	1	2	3	4	5	6
24. Molto agitato?	1	2	3	4	5	6
25. Così giù di morale che niente avrebbe potuto tirarla su?	1	2	3	4	5	6
26. Calmo e sereno?	1	2	3	4	5	6
27. Pieno di energia?	1	2	3	4	5	6
28. Scoraggiato e triste?	1	2	3	4	5	6
29. Sfinito?	1	2	3	4	5	6
30. Felice?	1	2	3	4	5	6
31. Stanco?	1	2	3	4	5	6

32. Nelle ultime quattro settimane, per quanto tempo la Sua salute fisica o il Suo stato emotivo hanno interferito nelle Sue attività sociali, in famiglia, con gli amici? (Indichi un numero)

Sempre	Quasi sempre	Una parte del tempo	Quasi mai	Mai
1	2	3	4	5

Scelga, per ogni domanda, la risposta che meglio descrive quanto siano **Vere** o **False** le seguenti affermazioni.

	Certamente vero	In gran parte vero	Non so	In gran parte falso	Certamente falso
33. Mi pare di ammalarmi un po' più facilmente degli altri	1	2	3	4	5
34. La mia salute è come quella degli altri	1	2	3	4	5
35. Mi aspetto che la mia salute andrà peggiorando	1	2	3	4	5
36. Godo di ottima salute	1	2	3	4	5

Fig. 67(3/3) Questionario RAND/SF 36

BIBLIOGRAFIA

1. *Urinary incontinence in neurological disease: Management of lower urinary tract dysfunction in neurological disease.* NICE guideline CG148. August 2012. www.nice.org.uk/guidance/cg148.
2. *Guía clínica sobre la disfunción neurógena de las vías urinarias inferiores.* M. Stöhrer, D. Castro-Díaz, E. Chartier-Kastler, G. Del Popolo, G. Kramer, J. Pannek, P. Radziszewski, J-J. Wyndaele. European Association of Urology. 2010.
3. *The importance of autonomic dysreflexia to the urologist.* Shergill IS, Arya M, Hamid R, Khastgir J, Patel HR, Shah PJ. BJU Int. 2004 May; 93(7):923-6.
4. *Autonomic dysreflexia and its urological implications: a review.* Trop CS, Bennett CJ J Urol. 1991 Dec; 146(6):1461-9.
5. *Autonomic dysreflexia: an important cardiovascular complication in spinal cord injury patients.* Gunduz H, Binak DF. Cardiol J. 2012; 19(2):215-9.
6. *Autonomic dysreflexia: a medical emergency.* Bycroft J, Shergill IS, Chung EA, Arya N, Shah PJ. Postgrad Med J. 2005 Apr; 81(954):232-5.
7. *Rehabilitation medicine: 1. Autonomic dysreflexia.* Blackmer J. CMAJ. 2003 Oct 28; 169(9):931-5.
8. *Autonomic Dysreflexia.* J Clavijo. (2015) pp 181-185 In: Handbook of On Call Urology. Ed. Urology Solutions Publishing. Lincolnshire. UK. 2015. ISBN: 0993176003.

www.ingramcontent.com/pod-product-compliance
Ingram Content Group UK Ltd.
Pitfield, Milton Keynes, MK11 3LW, UK
UKHW021909190726
13853UKWH00002B/590